第41回 救急救命士国家試験問題

解答・解説集

監修

山本保博　一般財団法人救急振興財団会長
　　　　　医療法人伯鳳会東京曳舟病院病院長
　　　　　日本医科大学名誉教授

解答・解説

中野公介　川口市立医療センター救命救急センター副部長
石井浩統　日本医科大学大学院医学研究科救急医学
冨岡讓二　社会医療法人緑泉会米盛病院副院長
近藤久禎　独立行政法人国立病院機構災害医療センター
吉田竜介　吉田クリニック院長／元・救急救命東京研修所教授
田邉晴山　救急救命東京研修所
尾方純一　救急救命東京研修所

へるす出版

●解答・解説担当

監　　修：山本　保博

午　　前 1ページ
　　A 1 〜30 ：中野　公介 3ページ
　　A31 〜60 ：石井　浩統
　　A61 〜90 ：冨岡　譲二
　　A91 〜120：近藤　久禎

午　　後 59ページ
　　B 1 〜30 ：吉田　竜介 61ページ
　　C 1 〜10 ：田邊　晴山 75ページ
　　D 1 〜26 ：尾方　純一 85ページ
　　D27 〜40 ：田邊　晴山

●本書利用の手引き

・午前，午後の各設問について，正答番号（太字）とその解説を付している。

・解説には，『改訂第9版 救急救命士標準テキスト』（上・下巻，へるす出版刊）における参照ページも〔　〕書きで示されているので，併せて参考にされたい。

はじめに

　最近，北朝鮮の金正恩朝鮮労働党委員長が大陸間弾道ミサイル（ICBM）発射や核実験の中止を発表したが，過去の度重なる弾道ミサイル発射，エスカレートする核実験などで，わが国を取り巻く安全保障環境は大きく変化してしまった。

　そのうえ，2020年の東京オリンピック・パラリンピックを2年後に控えて，テロリズムに対する予防や警戒対策は，より重要性が増してきている。安全保障上で重要な放射線テロ，生物テロ，化学物質テロなど，兵器としてのNBC軍事攻撃などへの対応は，これまで以上に災害医療として重要性が高く，注目を浴びるようになってきている。

　最近の調査で日本人の大きな不安のリスク要因は大地震，戦争，原子力，テロリズム，大規模交通事故などと報告されていたが，地震と交通事故を除けば，武力攻撃事態と緊急対処事態である。

　武力攻撃事態である弾道ミサイル発射への対応については国民保護法で対応することになる。国民保護法とは2004年6月に成立した「武力攻撃事態等における国民の保護のための措置に関する法律」であり，武力攻撃事態を以下の4つの類型で想定している。①着上陸侵攻，②ゲリラ・特殊部隊による攻撃，③弾道ミサイル攻撃，④航空攻撃である。

　また，これらに準じる事態（緊急対処事態）として，原子力発電所の破壊，石油コンビナート・可燃性ガス貯蔵施設の爆破，イベント施設やターミナル駅の攻撃などが考えられている。

　しかし，これらの武力攻撃に対する日本の医療関係者の興味はきわめて低く，とくに銃創や兵器による爆傷に対する対応は経験も知識も乏しい。

　2020年の東京オリンピック・パラリンピックに向けて，テロリズムが発生することも考慮しながら，救急医療体制をどこまで構築できるかがこれから重要な課題になってくるであろう。

　朝鮮半島の話題から，武力攻撃やテロリズムにまで話が広がったが，これからの救急救命士は危機管理の専門家として特殊災害に対する事態対処について，予防救急，緊急対処，救急医療，保健衛生など多方面から考えることが必要であろう。

2018年4月吉日

一般財団法人救急振興財団会長
医療法人伯鳳会東京曳舟病院病院長
日本医科大学名誉教授

山 本　保 博

「救急救命士国家試験」の実施要綱等についてのお問い合せは下記までお願いいたします。
〒113-0034 東京都文京区湯島3-37-4　HF 湯島ビルディング7F
一般財団法人日本救急医療財団　TEL 03(3835)0099

● 第41回救急救命士国家試験における採点除外等の取扱いとした問題について

A問題 問35

二次災害の危険性が高い場合、意識のない傷病者を早急に搬送する徒手搬送法として最も適切なのはどれか。1つ選べ。

1．組手搬送
2．背負い搬送
3．抱き上げ搬送
4．支持搬送1人法
5．支持搬送2人法

採点上の取扱い

正答肢はいずれも正解とする。

理　由

複数の正答肢があるため。

....

A問題 問75

児童虐待について正しいのはどれか。1つ選べ。

1．世代間継承が存在する。
2．虐待者は実父が最も多い。
3．被虐待者は小学生に多い。
4．年間発生件数は横ばいである。
5．死亡原因で多いのは熱傷である。

採点上の取扱い

正答肢はいずれも正解とする。

理　由

複数の正答肢があるため。

....

B問題 問25

小児気管支喘息発作で最も重篤な徴候はどれか。1つ選べ。

1．興　奮
2．陥没呼吸
3．呼吸数増加
4．チアノーゼ
5．高度な喘鳴

採点上の取扱い

正答肢はいずれも正解とする。

理　由

複数の正答肢があるため。

....

B問題 問26

アナフィラキシーでみられる症候はどれか。1つ選べ。
1. 便　秘
2. 鼻　閉
3. 発　熱
4. 片麻痺
5. 血圧上昇

採点上の取扱い

正解した受験者については採点対象に含め、不正解の受験者については採点から除外する。

理　由

必修問題としては難易度が高いため。

D問題 問1

65歳の男性。震災により倒壊した家屋の下敷きとなっていたが、通りかかった救急隊を家族がび止めた。

救急隊到着時観察所見：意識JCS 2。呼吸数36/分。脈拍128/分、不整。血圧84/56mmHg。SpO$_2$値97%。倒壊から3時間経過しているが救出にはまだ時間を要する見込みである。なお、これは応援救急隊として被災地に出動して遭遇した事案であり、電話回線は不通となっている。

応援救急隊の活動について適切なのはどれか。1つ選べ。
1. 現地の救急隊に連絡して傷病者対応を引き継ぐ。
2. 特定行為を行う場合は現地のMC医師の指示の下で行う。
3. 医師と連絡がつかなければ特定行為の実施は断念する。
4. この救急活動記録は現地の消防本部に提出する。
5. 応援救急隊による救急出動件数は現地の消防本部に計上される。

採点上の取扱い

正解した受験者については採点対象に含め、不正解の受験者については採点対象から除外する。

理　由

難易度が高く正解を導くのが困難なため。

| 41 | 午 前 |

◎**指示があるまで開かないこと。**

（平成30年3月11日　9時30分～12時10分）

注 意 事 項

1. 試験問題の数は120問で解答時間は正味2時間40分である。
2. 解答方法は次のとおりである。
  (1) 各問題には1から5までの5つの答えがあるので、そのうち質問に適した答えを（例1）では1つ、（例2）では2つ選び答案用紙に記入すること。

（例1）　101　県庁所在地はどれか。1つ選べ。
  1．栃木市
  2．川崎市
  3．広島市
  4．倉敷市
  5．別府市

（例2）　102　県庁所在地はどれか。2つ選べ。
  1．仙台市
  2．川崎市
  3．広島市
  4．倉敷市
  5．別府市

（例1）の正解は「3」であるから答案用紙の ③ をマークすればよい。

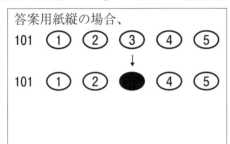
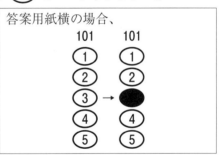

（例2）の正解は「1」と「3」であるから答案用紙の ① と ③ をマークすればよい。

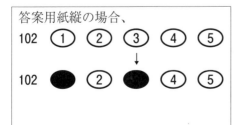
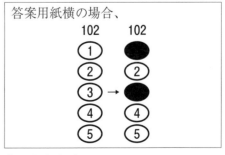

  (2) ア．（例1）の質問では2つ以上解答した場合は誤りとする。
　　 イ．（例2）の質問では1つ又は3つ以上解答した場合は誤りとする。

A

4　午前A

1　下垂体後葉から分泌されるホルモンはどれか。1つ選べ。

　　1．成長ホルモン

　　2．抗利尿ホルモン

　　3．性腺刺激ホルモン

　　4．甲状腺刺激ホルモン

　　5．副腎皮質刺激ホルモン

[解答・解説]

　下垂体後葉には視床下部の神経核で作られた後葉ホルモンが蓄えられ，必要に応じて分泌されている。後葉ホルモンとして次の2つがあげられる。

・抗利尿ホルモン（ADH）：体内の水分保持に強い作用を有し，腎尿細管での水の再吸収を促進する。大量に分泌されれば血管平滑筋細胞を収縮させ血圧を上昇させる。バソプレシンとも呼ばれる。

・オキシトシン：周期的な子宮筋の収縮を起こし分娩に関与するホルモンで，授乳期の乳汁の射出を促進する作用もある。

　その他の選択肢：選択肢1.成長ホルモン，選択肢3.性腺刺激ホルモン，選択肢4.甲状腺刺激ホルモン，選択肢5.副腎皮質刺激ホルモンは下垂体前葉ホルモンである。

　したがって，正答は2である。〔テキスト第9版上巻 p.170-171〕　　　　　　**2**

2　毛細血管壁の内と外との間で膠質浸透圧を形成するのはどれか。1つ選べ。

　　1．赤血球

　　2．ブドウ糖

　　3．カリウム

　　4．ナトリウム

　　5．アルブミン

　細胞内液と細胞外液の電解質組成は大きく異なるが，それぞれに溶け込んだ粒子数の総和である浸透圧は等しい。血漿と間質液の電解質組成はほぼ等しいが，血漿にはより多くの蛋白質が存在するぶんだけ浸透圧が少し高い。このように，蛋白質によって生じる浸透圧を膠質浸透圧という。膠質浸透圧のほとんどはアルブミンによって生み出される。血管壁を半透膜と考えると，水は浸透圧の低いほうから高いほうに移動するので，膠質浸透圧は水分を血管内に引き止めておくために重要となる。

　したがって，正答は5である。〔テキスト第9版上巻 p.74-75〕　　　　　　**5**

午前 A　5

3　心室の収縮期後半に対応する心電図波形はどれか。1つ選べ。

　　1．P　波
　　2．Q　波
　　3．R　波
　　4．S　波
　　5．T　波

[解答・解説]

　心電図のP波は心房筋の興奮によって生じる波形であり，P波の直後に心房収縮期が始まる。QRS波形は心室筋の興奮によって生じるので，QRS波形に続いて等容収縮期が始まる。また，T波は心室筋の再分極（興奮の終了）を示すので，T波の終了と駆出期の終了はほぼ同期する。

　したがって，正答は5である。〔テキスト第9版上巻 p. 131-134〕
　　　　　　　　　　　　　5

4　筋組織が平滑筋であるのはどれか。1つ選べ。

　　1．心　筋
　　2．横隔膜
　　3．腹直筋
　　4．腸腰筋
　　5．膀　胱

　平滑筋は横紋をもたず，意識的に支配することができない不随意筋であり，内臓筋とも呼ばれる。平滑筋は不随意的にゆっくりと繰り返して，しかも自動的に働く筋肉であり，胃・腸管・膀胱・尿管・子宮などの中空臓器の壁のほか，虹彩や血管壁にも存在している。平滑筋は自律神経（交感神経，副交感神経）によって二重の支配を受ける。

　したがって，正答は5である。〔テキスト第9版上巻 p. 186-188〕
　　　　　　　　　　　　　5

5　体腔に**含まれない**のはどれか。1つ選べ。

　　1．頭蓋腔
　　2．口　腔
　　3．脊柱管
　　4．胸　腔
　　5．腹　腔

　体腔とは，中に少量の液体を入れた解剖学的な空間（間隙）で，その内面は膜で覆われている。人体には3つの大きな体腔がある。①頭蓋腔とそれに続く脊柱管，②胸腔，③腹腔である。

　したがって，正答は2である。〔テキスト第9版上巻 p. 91-92〕
　　　　　　　　　　　　　2

6　午前A

6　成人の肝臓で合成されるのはどれか。**2つ選べ。**
1．アルブミン
2．ヘモグロビン
3．フィブリノゲン
4．免疫グロブリン
5．エリスロポエチン

[解答・解説]
　肝臓の機能には，①糖代謝，②蛋白代謝，③脂質代謝，④ビタミン・ホルモン代謝，⑤解毒，⑥胆汁の生成等があげられる。このうち蛋白代謝として肝臓では，血漿成分であるアルブミンを生成するとともに，血液凝固因子としてはフィブリノゲンやプロトロンビンを生成する。
　したがって，正答は1と3である。〔テキスト第9版上巻p. 152-154〕　　**1，3**

7　栄養素について正しいのはどれか。1つ選べ。
1．炭素はミネラルの一つである。
2．必須アミノ酸は食物からは摂取できない。
3．糖質は炭素、水素および窒素で構成される。
4．過剰に摂取された脂質はグリコーゲンとして貯蔵される。
5．脂質の1g当たりのエネルギー産生量は蛋白質よりも多い。

1．炭素，酸素，水素，窒素などの有機物を形成する元素以外の元素をミネラル（無機質）という。
2．蛋白質を構成する20種類のアミノ酸のうち9種類はヒトの体内では合成することができない。これを必須アミノ酸という。必須アミノ酸は食物から摂取する必要がある。
3．糖質は，炭素，水素と酸素より構成され，エネルギー源の基本となる栄養素で，代謝されると水と二酸化炭素となる。
4．生体に必要なエネルギー以上に過剰に摂取された糖質はグリコーゲンとして肝臓や筋肉に貯蔵されるほか，中性脂肪に変化して皮下などに脂肪として蓄えられる。
5．脂質は1g当たり9kcalのエネルギーを産生する。蛋白質は1g当たり4kcalのエネルギーを産生する。
　したがって，正答は5である。〔テキスト第9版上巻p. 197-198〕　　**5**

8 動脈血二酸化炭素分圧の変化を感知する中枢化学受容体はどこにあるか。1つ選べ。

1．大　脳
2．中　脳
3．小　脳
4．橋
5．延　髄

[解答・解説]
　呼吸運動は意識下（随意）でも，また無意識（不随意）でも行われているが，不随意的な呼吸は一定のリズムで行われ，この調節は脳の橋から延髄に存在する呼吸中枢によって営まれる。呼吸中枢には自動能があるものの，その刺激の強さ，速さなどは体内の種々の受容体からの刺激によって調節されている。一方，随意的呼吸運動は大脳皮質にその中枢がある。種々の受容体のなかで PaO_2，$PaCO_2$ の変化による換気応答は生命維持にきわめて重要である。PaO_2 の低下は頸動脈小体と大動脈小体の末梢化学受容体により，$PaCO_2$ の変化は主として延髄腹外側にある中枢化学受容体により感知されて呼吸調節が行われる。
　したがって，正答は5である。〔テキスト第9版上巻 p. 124-125〕　　　　　**5**

9 視覚器について正しいのはどれか。1つ選べ。

1．内眼筋は瞳孔内にある。
2．黄斑は視神経乳頭にある。
3．虹彩は水晶体の後方に位置する。
4．硝子体はガラス様の固体である。
5．瞳孔括約筋の収縮により縮瞳する。

1・5．虹彩内には2種類の平滑筋からなる内眼筋があり，その1つは瞳孔括約筋で副交感神経の刺激により収縮し縮瞳が起こる。もう1つは瞳孔散大筋で交感神経の興奮（ショック時など）に伴って収縮し散瞳をもたらす。
2．黄斑は網膜中心部にある。
3．虹彩は水晶体の前方に位置する。
4．硝子体は水晶体と網膜との間にある，眼球の後方約3/5を占めるゼリー状組織である。
　したがって，正答は5である。〔テキスト第9版上巻 p. 110-112〕　　　　　**5**

8 午前A

10 運動神経以外の神経線維を含む脳神経はどれか。1つ選べ。

　　1．動眼神経

　　2．滑車神経

　　3．外転神経

　　4．副神経

　　5．舌下神経

[解答・解説]

　第Ⅲ脳神経(動眼神経)，第Ⅳ脳神経(滑車神経)，第Ⅵ脳神経(外転神経)は眼球運動を行う外眼筋を支配している。滑車神経と外転神経は純粋な運動神経であり，滑車神経は上斜筋を支配し，外転神経は上直筋を支配している。動眼神経は上直筋・下直筋・内直筋・下斜筋・眼瞼挙筋を支配している。動眼神経にはこれら眼球運動を支配する運動神経だけでなく，自律神経(副交感神経)の神経線維を含んでおり，これは虹彩の瞳孔括約筋や毛様体筋を支配し，瞳孔径の調節にも関与している。

　第Ⅺ脳神経（副神経）は純粋な運動神経であり，胸鎖乳突筋や僧帽筋，一部の喉頭筋を支配している。肩の挙上運動，肩甲骨の運動を司っている。

　第Ⅻ脳神経（舌下神経）は純粋な運動神経であり，舌筋群を支配している。

　したがって，正答は1である。〔テキスト第9版上巻 p. 100-102〕　　　　**1**

11 死にかかわる手続きで**誤っている**のはどれか。1つ選べ。

1. 検案は警察官によって行われる。
2. 死体検案書は死因の統計資料となる。
3. 異状死体の場合は警察署への届出が必要である。
4. 司法解剖は犯罪の関与が疑われる場合に行われる。
5. 死亡診断書は継続した診療中の病気による死亡で発行される。

[解答・解説]

　死亡診断書は最終診察後24時間以内に死亡した場合か，継続して診察中の病気によって死亡した場合だけに発行できる。他方，在宅で死亡した場合や心肺停止状態で医療機関に搬送され病院で死亡確認した場合は死亡診断書は作成できない。そのような場合には医師は検案し，異状がなければ死体検案書を発行し，異状があれば異状死体として届け出を行う。医師法第21条は「医師は，死体又は妊娠4月以上の死産児を検案して異状があると認めたときは，24時間以内に所轄警察署に届け出なければならない」と規定している。

　異状死体の届け出を受けた警察署は警察官を現場に派遣し検視を行う。その後，警察医などの医師が検案（検屍）を行い，犯罪の関与が疑われる場合には司法解剖が行われる。

　死体検案書は人間の死亡を医学的・法律的に証明する，死因の統計資料となるといった意義をもつ。

　したがって，正答は1である。〔テキスト第9版上巻 p. 255-256〕　　　　　**1**

10 午前A

12 疾患と酸塩基平衡異常の組合せで正しいのはどれか。1つ選べ。

1. 急性膵炎―――――――――代謝性アルカローシス
2. フグ中毒――――――――――呼吸性アルカローシス
3. 糖尿病性昏睡―――――――――代謝性アシドーシス
4. 過換気症候群――――――――――呼吸性アシドーシス
5. COPD〈慢性閉塞性肺疾患〉――呼吸性アルカローシス

[解答・解説]
1. 急性膵炎は代謝性アシドーシスを呈する。
2. フグ中毒はフグ毒による呼吸筋麻痺，呼吸抑制により肺胞での換気が障害されて，血中の二酸化炭素分圧が上昇し，呼吸性アシドーシスとなる。
3. 糖尿病性昏睡では，糖尿病ケトアシドーシスにおけるアセト酢酸やヒドロキシ酪酸（ケトン体）の蓄積により，代謝性アシドーシスとなる。
4. 過換気症候群では，肺胞での換気が正常以上に増加して，血中の二酸化炭素分圧が低下し，呼吸性アルカローシスとなる。
5. COPD（慢性閉塞性肺疾患）では二酸化炭素排泄障害があるため持続的に呼吸性アシドーシスの状態になる。

したがって，正答は3である。〔テキスト第9版上巻 p. 235-236〕　**3**

13 吊り上がった小さな目、大きな舌、翼状頸、短指を認める傷病者で最も考えられる疾患はどれか。1つ選べ。

　　1．ダウン症候群
　　2．ターナー症候群
　　3．先天性風疹症候群
　　4．マルファン症候群
　　5．フェニルケトン尿症

[解答・解説]

1．ダウン症候群は吊り上がった小さい目，舌が大きく閉まらない口，耳介低位，翼状頸，短指，猿線が外表の特徴である。心奇形，食道閉鎖，鎖肛を高率に合併する。

2．ターナー症候群の特徴は低身長，無月経，第二次性徴の欠如であり，外表では翼状頸や外反肘，盾状胸を認めることが多い。また，心奇形や腎奇形（馬蹄腎）を認めることがある。知能は平均程度である。

3．先天性風疹症候群は先天性心疾患，難聴，白内障が三大症状であり，ほかに精神発達遅滞，緑内障，網膜症，脳炎などを引き起こす。

4．マルファン症候群は先天性遺伝子異常による膠原線維異常に由来する数々の症状をきたす症候群である。結合組織に異常があるため，外見では異常に長い手足，高身長，ゆるくひどく曲がる関節，引っ張るとよく伸びる皮膚をもつ。血管や心臓の結合組織の異常により，大動脈瘤，大動脈解離，心臓弁膜症を引き起こす。目の結合組織異常により水晶体転位と近視を呈する。

5．フェニルケトン尿症はフェニルアラニン水酸化酵素の先天性欠損を原因とする疾患である。この酵素が欠損しているとフェニルケトンが体内に蓄積し，ネズミ臭い尿として排泄されるようになる。蓄積したフェニルアラニンは脳毒性をもつため，そのままでは知的障害を引き起こす。

　したがって，正答は1である。〔テキスト第9版上巻 p.247-249〕　　　　　　　　**1**

12 午前A

14 感染について**誤っている**のはどれか。1つ選べ。

1. 母体から胎児への感染を垂直感染という。
2. ヒトからヒトへの感染を水平感染という。
3. 飛沫核感染はサージカルマスクで防御できる。
4. 日和見感染は感染防御機能が低下したときに発症する。
5. 飛沫感染は感染源から離れると感染リスクが低下する。

[解答・解説]

1. 病原体をもつ母親から胎盤を介し胎児に，または出産時に産道を介し新生児に感染が起こることを垂直感染という。

2. ヒトからヒトへと感染が広がることを水平感染という。

3. 空気感染（飛沫核感染ともいう）は飛沫が気化し，直径5 μm以下の飛沫核となって空中を浮遊し，これから感染するもの。浮遊は長時間にわたり，感染源から離れた場所でも感染の危険がある。空気感染を引き起こす結核・水痘・麻疹傷病者に対してはN95マスク（0.3 μmの粒子を95％以上遮断できる微粒子用マスク）を着用する。

4. 日和見感染とは，健康人では病原性がないか非常に弱い微生物が，感染防御能が低下した人に対しては病原体となり感染症を引き起こすことである。

5. 飛沫感染は咳やくしゃみ，会話などで直径5 μm以上の飛沫粒子により感染を起こすもので，感染源となるヒトと近く接することで濃厚な感染が起こる。

したがって，正答は3である。〔テキスト第9版上巻p. 222-223, 同p. 370-372〕　**3**

15 糖尿病の合併症として重要なのはどれか。**2つ選べ。**

1．緑内障
2．腎障害
3．網膜症
4．運動神経障害
5．くも膜下出血

[解答・解説]
　糖尿病自体は無症状であっても，放置した場合には糖尿病合併症を発症し，それが重症化すると生活の質が低下し，生命の危機にさらされる危険性がある。糖尿病の合併症としては，①糖尿病網膜症，②糖尿病腎症，③糖尿病神経障害，④糖尿病大血管症，⑤糖尿病足病変などがあげられる。

　したがって，正答は2と3である。〔テキスト第9版下巻 p. 800-803〕　　**2，3**

16 被用者保険に含まれるのはどれか。1つ選べ。

1．共済保険
2．雇用保険
3．労災保険
4．国民健康保険
5．後期高齢者医療保険

　医療保険は（1）被用者保険，（2）国民健康保険，（3）後期高齢者医療保険の3つに大別される。被用者保険とは，雇用されている人とその家族が被保険者となるものであり，①健康保険，②船員保険，③共済保険の3種類がある。

　したがって，正答は1である。〔テキスト第9版上巻 p. 55-56〕　　**1**

14 午前A

17 労働者の安全と健康の確保に関する労働衛生上の責任を有するのはどれか。1つ選べ。

1．国
2．産業医
3．市町村
4．事業者
5．労働基準監督署

[解答・解説]
　労働者の安全と健康の確保は事業者の責任である。事業者は，衛生管理者，産業医などを中核とした労働衛生管理体制を確立して，いわゆる労働衛生の3管理を実施する。
　「労働安全衛生法」にいう労働衛生の3管理とは次の3項目である。
（1）作業環境管理（作業環境の改善で労働者の健康障害を防止すること）
（2）作業管理（健康への悪影響を少なくするために作業のやり方を改善すること）
（3）健康管理（健康診断などで労働者の健康状態を把握し，作業環境や作業管理との関連を検討して労働者の健康障害を未然に防止すること）
　一般の労働者は年1回の定期健康診断，特殊な作業環境で働く労働者は業種ごとに特定の健康診断が義務づけられている。
　したがって，正答は4である。〔テキスト第9版上巻p. 42-43〕　　　　　　　　**4**

18 医療法上の病床分類であるのはどれか。**2つ選べ。**

1．救急病床
2．結核病床
3．療養病床
4．急性期病床
5．慢性期病床

　全国の病院や診療所がもつすべての病床数の合計は，平成25年に約170万床，このうち病院がもつ病床が約157万床である。
　「医療法」上，病床は，①精神病床，②「感染症法」に定める結核を除く一類・二類感染症患者を入院させる感染症病床，③結核の患者を入院させる結核病床，④療養病床，⑤これら以外の一般病床，の5種類に分類される。
　一般病床は約90万床で，救命救急センターの病床も医療法上はこの一般病床に含まれる。
　したがって，正答は2と3である。〔テキスト第9版上巻p. 35-36〕　　　　　　　**2，3**

19 養護者による高齢者虐待で最も多いのはどれか。1つ選べ。
1．性的虐待
2．心理的虐待
3．介護等放棄
4．身体的虐待
5．経済的虐待

[解答・解説]
　高齢者虐待には，施設従事者によるものと家族によるものがある。平成25年高齢者虐待対応状況調査によると，平成25年度に施設内での高齢者虐待と判断された件数は221件，家族などによるもの15,731件であった。施設従事者による虐待の内容では「身体的虐待」が64％ともっとも多く，次いで「心理的虐待」33％，「介護放棄」17％（重複回答あり）であった。一方，家族など養護者による虐待の内容は，「身体的虐待」が65％ともっとも多く，次いで「心理的虐待」42％，「介護等放棄」22％，「経済的虐待」22％であった。
　したがって，正答は4である。〔テキスト第9版上巻 p.61-62〕
4

16　午前A

20 インフォームドコンセントについて正しいのはどれか。**2つ**
　　選べ。

　　　1．搬送先の決定には適応されない。
　　　2．傷病者の自己決定が原則である。
　　　3．パターナリズムの考えに基づいている。
　　　4．ヒポクラテスの誓いにおいて言及されている。
　　　5．時間的余裕のない場合は事後に説明を尽くす。

[解答・解説]
　インフォームドコンセント
は，直訳すれば「十分に情報を
与えられたうえでの同意」とい
うことであるが，ニュールンベ
ルグ綱領やヘルシンキ宣言，リ
スボン宣言に鑑みて，その意味
するところを十分に汲んで「イ
ンフォームドコンセント」とい
う言葉のままで用いられてい
る。救急救命士にとってイン
フォームドコンセントが成立す
るためには，①医学的に正しい
ことを説明している，②傷病者
やその家族らが説明の内容を正
確に理解している，③傷病者の
意思に基づいて自ら決定してい
る，という3つの要素が満たさ
れていなければならない。
　緊急時においては，傷病者ない
し家族に説明する時間的余裕
のないまま，特定行為などの侵
襲性の高い医行為が行われる場
合がある。法的には例えば，「緊
急事務管理」という範疇におい
て傷病者にとって最善の選択を
行うことが許される。しかし，
その後に余裕が得られれば，処
置の内容や急いだ理由などにつ
いて説明する。
　したがって，正答は2と5で
ある。〔テキスト第9版上巻
p. 19-20〕　　　　　**2，5**

21 ストレス障害の発生を予防するために、精神的ダメージが大きいと思われる救急活動の直後に実施するのが望ましいのはどれか。**2つ選べ。**

1. 活動のねぎらい
2. 救急活動内容の共有
3. 心理の専門家によるカウンセリング
4. ストレスチェックリストによる自己診断
5. 不適切と判断した対応に対する反省文の作成

[解答・解説]
　災害に対応した組織は，部隊ミーティングや精神科医や心理カウンセラーなどのメンタルヘルスの専門家による対応により隊員のストレスを軽減させることを目的に，デフュージングやデブリーフィングを導入している。

　デフュージングは災害現場からの帰署途上や帰署後または発生から短時間のうちに，自由な会話によって短時間にストレスの発散や軽減を目的として，少人数（少人数の部隊ごと）で実施する。部隊の隊長が司会者となり，活動のねぎらい，会話内容をほかに漏らさないことを確認し，災害現場活動の事実確認を行い，その内容を全員で共有し，励ましや助言を行う。この際，隊員の発言を批判したり，責任の追及をしてはならない。

　デブリーフィングは心理・精神保健の専門家を交えて，事態が終息した後，自分自身の考えを少し整理できたころに行うのが最適と考えられている。

　したがって，正答は1と2である。〔テキスト第9版上巻p. 384-388〕　　**1，2**

18　午前A

22 多数傷病者事案での救急隊員の対応について正しいのはどれか。1つ選べ。

1．災害現場では自分より傷病者の安全を優先する。
2．現場救護所は危険区域内の最外縁部に設置する。
3．現場救護所ではできる限り根本治療を実施する。
4．最先着隊の隊長は率先して傷病者の救護活動を行う。
5．情報伝達の不備は災害対応の失敗の大きな要因となる。

〔解答・解説〕
1．安全確保はすべての活動に優先する。災害現場での安全確認の三要素として「3S」がある。3Sは，self（自分＝救助者・救護者），scene（現場），survivor（生存者＝傷病者，要救助者）を意味し，安全確保の優先順位もこの順とする。3Sが担保されなければ救護活動を行わないのが原則である。

2．多数傷病者発生事例（集団災害）と判断された場合には，消防の現場指揮者により現場救護所が設置される。その設置場所は，危険区域外で現場の近傍かつ安全な場所とする。

3．現場救護所で求められる治療は，適切な医療機関へ搬送するための安定化のみであり，決して根本治療ではない。

4．最先着隊の活動はきわめて重要である。最先着隊に求められる最優先活動は，災害発生（もしくは発生の危険性）を認識し，災害モード（多数傷病者対応）の採用を前提としたCSCAを確立することである。最先着隊の隊長は，現場で暫定的に指揮をとることを宣言し，安全確保に努めながら，短時間で隊員に現場情報を集めさせる。情報を評価し，消防本部へ現場状況を報告し，応援を要請する。上位の指揮者が現場に到着したら，指揮を委譲し，その指揮下に入る。

5．災害対応に失敗するもっとも大きな要因が情報伝達の不備である。

したがって，正答は5である。〔テキスト第9版上巻p. 295-301〕

23 我が国の救急医療体制について正しいのはどれか。1つ選べ。

1．小児救急電話相談の短縮ダイヤルは #8000である。
2．地域救命救急センターの病床数は30床程度である。
3．救急告示診療所は初期救急医療機関に分類される。
4．休日夜間急患センターは二次救急医療機関に分類される。
5．総合周産期母子医療センターは二次医療圏に1か所の割合で整備されている。

［解答・解説］

1．小児救急医療電話相談は，休日・夜間に子どもが発病し，保護者が対応に迷ったときに，全国同一の短縮ダイヤル#8000に電話をすれば，看護師や小児科医師が相談に応じるシステムで，全国に普及しつつある。
2．地域救命救急センターの病床数は10床程度である。
3．精神科救急を含む24時間体制の救急病院，病院群輪番制病院および有床診療所は「入院治療を必要とする重症救急患者の医療を担当する医療機関」とされ，二次救急医療機関に分類される。
4．休日夜間急患センターは初期救急医療機関である。
5．総合周産期母子医療センターは原則として三次医療圏に1カ所程度(100施設47都道府県：2014年4月1日現在) の割合で整備が進められている。

したがって，正答は1である。〔テキスト第9版上巻 p. 289-293〕　　　　　**1**

24 救急活動での飛沫感染に対する防御が必要な感染症はどれか。2つ選べ。

1．B型肝炎
2．インフルエンザ
3．マイコプラズマ肺炎
4．重症熱性血小板減少症候群〈SFTS〉
5．ヒト免疫不全ウイルス〈HIV〉感染症

インフルエンザや風疹，マイコプラズマは飛沫感染である。咳やくしゃみなどによって飛散する飛沫に含まれる病原体が口や鼻などの粘膜に触れて感染する。通常は1～2m以内の距離で感染する。咳やくしゃみの症状の強い傷病者との接触時には，サージカルマスクとゴーグルを着用する。

したがって，正答は2と3である。〔テキスト第9版上巻 p. 370-372〕　　　**2，3**

20　午前A

25 リスクマネージメントについて正しいのはどれか。1つ選べ。
1．重大なエラーによる被害を軽減する。
2．搬送中の傷病者の自己転倒は対象としない。
3．ヒューマンエラーには罰則の強化で対応する。
4．患者に影響がなかった事例は分析対象ではない。
5．医療者の訴訟リスクを軽減することが目的である。

［解答・解説］
　「人はエラーを犯すもの」である。ヒューマンエラーを完全になくすことは不可能であるため，ヒューマンエラーをいかに少なくしていくか，また重大なエラーをいかに過小なものに変えていくかが医療安全を確保していくうえでの重要な課題である。
　医療安全管理の基盤をなすものは，医療現場で発生する種々のヒューマンエラーや医療事故の報告およびその分析である。
　医療現場では，ヒヤリハットの情報を共有し事故防止対策に役立てられている。救急活動中の事故やヒヤリハットは総務省消防庁の消防ヒヤリハットデータベースに集約され，危険要因の学習，危険予知訓練の教材など，安全管理・確保のための事例情報例として活用されている。
　したがって，正答は1である。〔テキスト第9版上巻 p. 364-369〕　　　　　　　　　**1**

26 救急活動について正しいのはどれか。**2つ選べ**。

1. 事後検証は救急救命士の質の向上に役立つ。
2. 救急活動記録票は救急救命処置録で代用できる。
3. 我が国のウツタイン様式では1年後の生存率が評価できる。
4. 救急救命処置録の作成は救急業務実施基準に定められている。
5. 総務省消防庁の「救急・救助の現況」から全国の救急車出動件数の年次推移が分かる。

[解答・解説]
1. 事後検証は救急救命士の質の向上に役立つ。
2.「救急業務実施基準」により，救急隊員は救急活動を行った場合，救急活動記録票を作成することとされている。一方，「救急救命士法」には，救急救命士は救急救命処置を行った場合，遅滞なく「救急救命士法施行規則」に定められた事項について救急救命処置録に記載しなければならないとされている。救急救命処置録は5年間保存が義務づけられている。なお，救急救命処置録は救急活動記録票をもって代えることができる。
3. 我が国のウツタイン様式では1年後の生存率は評価できない。
4. 救急救命処置録の作成は，救急救命士法第46条に定められている。
5.「救急・救助の現況」は，総務省消防庁により全国の救急出動件数や救急搬送人員，現場到着までの所要時間，バイスタンダーによる応急手当の件数，心肺機能停止傷病者の生存率・社会復帰率などが集計され公表される資料である。
　したがって，正答は1と5である。〔テキスト第9版上巻p. 328-330〕　　　**1，5**

22　午前A

27　マッキントッシュ型硬性喉頭鏡に比べてビデオ硬性喉頭鏡を用いた気管挿管の特徴はどれか。1つ選べ。
　　1．頭部後屈が必要である。
　　2．高度な手技が必要である。
　　3．喉頭展開操作が必要である。
　　4．口腔内の出血では使用しにくい。
　　5．スニッフィングポジションが必要である。

[解答・解説]
　ビデオ硬性喉頭鏡の形状は従来の喉頭鏡と異なり，咽頭・喉頭の形状にフィットするL字型であり，マッキントッシュ型喉頭鏡のようなスニッフィングポジションや喉頭展開操作を必要としない。この特徴によって，頭部後屈に制限があるなど，喉頭展開が困難な傷病者の場合でも比較的容易に気管挿管を行うことが可能となった。口咽頭内に体液（唾液や血液）や吐物が存在するとビデオ硬性喉頭鏡は使用しにくい。
　したがって，正答は4である。〔テキスト第9版上巻p.479-480〕
4

28　カプノメータについて正しいのはどれか。**2つ選べ**。
　　1．胸骨圧迫の評価として活用できる。
　　2．呼気平坦相では二酸化炭素分圧はほぼゼロである。
　　3．呼気終末二酸化炭素分圧は過換気状態で高値を示す。
　　4．健康成人の呼気終末二酸化炭素分圧の基準値は20～30mmHgである。
　　5．気管支喘息では呼気終末二酸化炭素分圧と動脈血二酸化炭素分圧が乖離する。

　1．カプノメータは呼気中の二酸化炭素分圧を連続的に測定するものである。呼気二酸化炭素分圧は傷病者の気道・呼吸状態だけではなく，循環機能の状態にも敏感に反応するため，心肺蘇生時の気道確保や換気，胸骨圧迫の評価としても活用できる。
　2．吸気基線相では二酸化炭素分圧はほぼゼロである。
　3．過換気状態では呼気終末二酸化炭素分圧は低値を示す。
　4．換気量が正常な場合の呼気終末二酸化炭素分圧の基準値は35～40mmHgである。
　5．通常は，呼気終末二酸化炭素分圧は動脈血二酸化炭素分圧と近似値を示す。しかし，心肺停止，肺血栓塞栓症，慢性閉塞性肺疾患（COPD），気管支喘息などは呼気終末二酸化炭素分圧値と動脈血二酸化炭素分圧値が乖離する。
　したがって，正答は1と5である。〔テキスト第9版上巻p.439-441〕
1，5

29 特徴的な心電図変化を示すのはどれか。**2つ選べ。**

　　1．フグ中毒

　　2．薬剤性低血糖

　　3．クラッシュ症候群

　　4．三環系抗うつ薬中毒

　　5．アセトアミノフェン中毒

[解答・解説]
　クラッシュ症候群では救出後に急速に進行する高カリウム血症から心室細動などの致死性不整脈により心停止に陥ることがある。

　三環系抗うつ薬は第一世代の抗うつ薬で，抗うつ作用は強いが処方量から鎮静，抗コリン作用，交感神経 a 受容体遮断作用による低血圧を生じる。とくに心毒性が強く，内服による急性中毒では著明な QRS 拡大を伴う特徴的な心室性不整脈，QTc 延長，心不全，肺水腫などの循環不全や意識障害，痙攣などの中枢神経障害を生じる。

　したがって，正答は3と4である。〔テキスト第9版下巻 p. 1013-1014，同 p. 1066〕

3，4

30　永久気管瘻を造設して在宅人工呼吸療法継続中の傷病者でチアノーゼを生じた場合、救急救命士が行う処置として適切なのはどれか。**2つ選べ。**

　　1．経鼻酸素吸入

　　2．用手的気道確保

　　3．気管カニューレの交換

　　4．気管カニューレ内の吸引

　　5．気管カニューレからの補助換気

　永久気管瘻とは，咽頭や喉頭などの治療により喉頭が取り除かれた場合，呼吸するために気管を直接前頸部皮膚に縫いつけた孔をいう。喉頭が切除され気管入口部が皮膚に縫いつけられているため気道確保の必要はなく，気管と咽頭食道部とが隔離されているため送気で胃が膨張することもない。永久気管瘻が造設されている傷病者では，小児用のマスクで気管孔を覆って人工呼吸を行う。

　したがって，正答は4と5である。〔テキスト第9版上巻 p. 488-489〕　　**4，5**

24 午前A

31 初期評価で緊急度が高いことを判断する徴候・観察所見はどれか。1つ選べ。

1. 吃 逆
2. 嘔吐痕
3. 顔面紅潮
4. 陥没呼吸
5. 四肢の変形

[解答・解説]
　吃逆は横隔膜などの呼吸筋に限局したミオクローヌスの一種である〔テキスト第9版下巻p. 650〕。嘔吐の原因は消化系疾患以外にも，神経系疾患，代謝内分泌性疾患，循環系疾患，泌尿系疾患，婦人科系疾患，あるいは全身性病態に伴うものなど多岐にわたる〔同p. 776〕。顔面紅潮は亜硝酸薬の副作用としてみられることがある〔同上巻p. 271〕。陥没呼吸は，上気道の閉塞が起こった際，胸骨上窩，鎖骨上窩や肋間の陥凹を呈する呼吸であり，Aの異常を示しており〔同p. 404〕，緊急度が高い。四肢の変形は先天性疾患や骨髄炎による変形治癒，外傷を疑う。〔同p. 402〕　**4**

32 気管切開カニューレの部位（写真（別冊 No. 1）のA〜E）とその機能の組合せで**誤っている**のはどれか。1つ選べ。

1. A————吸気ガスの漏れ防止
2. B————カニューレカフ圧のモニタリング
3. C————カニューレカフへの送気口
4. D————カニューレ先端の分泌物の吸引
5. E————気管切開カニューレの固定

```
┌─────────────────┐
│      別 冊       │
│  No. 1 写 真     │
└─────────────────┘
```

　Dはカフ上の分泌物を吸引するためのものである。〔テキスト第9版上巻p. 563〕　**4**

33 歩行形態と原因の組合せで正しいのはどれか。1つ選べ。

1．突進歩行――――――肝不全
2．歩隔拡大――――――パーキンソン病
3．片麻痺歩行――――――糖尿病性神経障害
4．間欠性跛行――――――バージャー病
5．はさみ足歩行――――――腰部脊柱管狭窄症

[解答・解説]

突進歩行とは、前かがみで身体を強ばらせて歩き、通常第一歩を踏み出すのが困難で、身体が前方に傾き、歩きはじめるとかけ足のようになり、止まれと命じても急には止まれない。パーキンソン病でみられる。歩隔拡大は、非常に広い間隔で安定して歩く状態をいい、アルコール性小脳萎縮や糖尿病性神経障害などで認める。片麻痺歩行は、足関節が伸展し、爪先が垂れていることが多く、患側の足を前に出すときには、股関節を中心に外側に半円を描くようにして、爪先で地面を引きずって歩く。脳血管障害の後遺症でみられる。間欠性跛行は、一定時間歩くと下腿の筋肉痛が出現したり、疲労し、歩行困難になる。下肢動脈の慢性閉塞性疾患（閉塞性動脈硬化症、バージャー病）や腰部脊柱管狭窄症（椎間板ヘルニア、脊椎すべり症など）に伴う馬尾神経障害で認める。はさみ足歩行は痙性対麻痺歩行ともいい、はさみを使うときのように両膝を打ちつける歩行で、肝不全や脊髄圧迫、脳性小児麻痺などで認める。〔テキスト第9版上巻p.403〕　**4**

34 非再呼吸型リザーバ付きフェイスマスクについて**誤っている**のはどれか。1つ選べ。

1．マスク装着前にリザーバ内を酸素で満たす。
2．マスクの両側に一方向弁が組み込まれている。
3．部分再呼吸型に比べて吸入酸素濃度が低くなる。
4．吸気時にリザーバが虚脱しない酸素流量が必要である。
5．リザーバとマスクとの間に一方向弁が組み込まれている。

非再呼吸型リザーバ付きフェイスマスクは、リザーバとマスクとの間およびマスク両側の小孔の計3カ所に、逆流防止を目的とした一方向弁が組み込まれており、リザーバ内には供給された酸素のみが蓄積される。一方、部分再呼吸型は、リザーバとマスクとの間に一方向弁が存在せず、リザーバ内には傷病者の呼気の一部が入るため、吸入酸素濃度は非再呼吸型のほうが高くなる。〔テキスト第9版上巻p.484〕　**3**

26　午前A

35 二次災害の危険性が高い場合、意識のない傷病者を早急に搬送する徒手搬送法として最も適切なのはどれか。1つ選べ。

1．組手搬送
2．背負い搬送
3．抱き上げ搬送
4．支持搬送1人法
5．支持搬送2人法

[解答・解説]

　午前A問題　問35は，複数の正答肢があるため，正答肢はいずれも正解とする採点上の扱いがとられた。

　組手搬送，支持搬送は意識障害がなく，歩行不可能・困難な傷病者に対して行う搬送方法である。背負い搬送や抱き上げ搬送は意識障害の有無に関係なく歩行不可能な傷病者に行い得る。〔テキスト第9版上巻 p. 571-574〕　　　　　**2，3**

36 心肺機能停止対応業務プロトコールと薬剤投与プロトコールとについて**誤っている**のはどれか。1つ選べ。

1．頸動脈拍動の確認は5〜10秒で行う。
2．アドレナリンの静脈内投与は3〜5分毎である。
3．静脈路確保のための穿刺は3回まで許容される。
4．波形が心室頻拍であれば頸動脈拍動を確認する。
5．静脈路確保に要する時間は原則1回90秒以内である。

　心肺機能停止対応業務プロトコールでは，静脈路確保に要する時間は原則1回90秒として，施行は原則1回とし，3回以上を禁じている。〔テキスト第9版上巻 p. 545-551〕　　　　　**3**

37 パルスオキシメータの SpO_2 値と動脈血ガス分析の SaO_2 値との間に明らかな乖離が認められる病態はどれか。**2つ選べ**。

1．貧　血
2．過換気症候群
3．一酸化炭素中毒
4．急性エタノール中毒
5．メトヘモグロビン血症

　一酸化炭素中毒やメトヘモグロビン血症では，異常ヘモグロビンが増加している状態であり，パルスオキシメータの SpO_2 値は真の値を示さず，動脈血ガス分析の SaO_2 値との間に乖離が出現する。〔テキスト第9版上巻 p. 439〕　　　　　**3，5**

38 末梢気道の狭窄に伴い観察される呼吸はどれか。1つ選べ。

1. 鼻翼呼吸
2. 下顎呼吸
3. 奇異呼吸
4. 口すぼめ呼吸
5. チェーン・ストークス呼吸

[解答・解説]

　鼻翼呼吸，下顎呼吸は心停止前後にみられる死戦期呼吸である。鼻翼呼吸は，吸気時に鼻翼が広がり呼気時に鼻翼が縮まる呼吸，下顎呼吸は吸気時に下顎を動かして空気を飲み込むような呼吸である〔テキスト第9版上巻 p. 404〕。奇異呼吸はフレイルチェストの際に認められ，多発肋骨骨折や胸骨骨折により，胸壁の一部が周囲との連続性を失った結果，吸気時に陥没し，呼気時に突出する正常とは逆の呼吸運動である〔同 p. 406〕。口すぼめ呼吸は慢性肺気腫や気管支喘息の傷病者に特徴的であり，末梢気道の狭窄を少しでも軽減するために，息，口笛を吹くようにして，少しずつ息を吐き出している呼吸である〔同 p. 405〕。チェーン・ストークス呼吸は，呼吸中枢の感受性が低下した場合や重度の心不全で認める，周期性呼吸とも呼ばれる呼吸であり，はじめに小さい呼吸が起こり，しだいに深く大きな呼吸となり，そしてまた徐々に小さな呼吸となってしばらく無呼吸となるものである〔同 p. 405〕

4

39 図に示す心電図モニター波形（別冊 No. 2）記録時の心拍数はどれか。1つ選べ。

1. 45
2. 60
3. 75
4. 90
5. 105

```
別　冊
No. 2
心電図モニター波形
```

　1分間当たりのQRS波の数が心拍数である。心電図の横軸は時間を表し，細い目盛り（1mm）が0.04秒，太い目盛り（5mm）が0.2秒で，25mmで1秒である。1心拍の秒数は（R-R間の太い目盛り枠の数）×0.2で概算できるため，心拍数は，60/（0.2×R-R間の太い目盛り枠の数）となる。この計算式の分母分子に5をかけることで，実際的な方法としては，300/（R-R間の太い目盛り枠の数）として心拍数を概算することが多い。300÷4で75回となる。〔テキスト第9版上巻 p. 446，同下巻 p. 766-767〕

3

28　午前A

40 COPD〈慢性閉塞性肺疾患〉傷病者で在宅酸素療法の目標とされる SpO_2 値はどれか。1つ選べ。

1．100%
2．98%
3．95%
4．90%
5．85%

[解答・解説]
　COPD などで在宅酸素療法を行っている傷病者には，CO_2 ナルコーシスを引き起こすこともあるので，バイタルサインが安定している場合は低濃度酸素による投与から始め，SpO_2 は 90〜94% に保つ。〔テキスト第9版上巻 p. 561〕　　**4**

41 成人の胸骨圧迫について正しいのはどれか。1つ選べ。

1．圧迫部位は胸骨の上半分とする。
2．複数の救助者がいる場合は5分ごとに交代する。
3．合併症としてもっとも頻度が高いのは血胸である。
4．圧迫中に頸部で触知した拍動は質を評価する指標となる。
5．正確な胸骨圧迫で確保できる脳血流は正常時の30%程度である。

　成人の胸骨圧迫について，圧迫部位は胸骨の下半分である。また，疲労による胸骨圧迫の質の低下（圧迫が浅くなる，テンポが遅くなるなど）を防ぐために，1〜2分ごとを目安に交代してもよい。合併症としてもっとも頻度が高いものは肋軟骨解離と肋骨骨折といわれている。圧迫中に頸部で触知した拍動は必ずしも質を評価する指標とならず，圧迫部位，テンポ，深さ，圧迫解除時の除圧が適切に維持されているかどうかという手技の確認や，カプノメータによる確認を指標に用いる。胸骨圧迫により確保できる脳血流や冠血流は正常の30%程度といわれている。〔テキスト第9版上巻 p. 491-494〕　　**5**

42 機械的イレウスを示唆する腸雑音はどれか。1つ選べ。

1．グルグル
2．ゴロゴロ
3．ゴボゴボ
4．ギュッギュッ
5．カラン、コロン

　機械的イレウスにおいては，「カラン，コロン」とした高調の金属音が聴取される。〔テキスト第9版上巻 p. 424〕　　**5**

43 小児用 AED について正しいのはどれか。1 つ選べ。

1．1 歳未満には適応がない。

2．小児用パッド（モード）がない場合は実施しない。

3．電気ショック実施後は人工呼吸から CPR を再開する。

4．小学校高学年の児に対しては小児用パッド（モード）を使用する。

5．小児用パッド（モード）はエネルギーを減少させる機能を有する。

[解答・解説]

　小児用 AED について，小児および乳児（1 歳未満児）に対しては，エネルギー減衰機能を有する小児用パッドを使用するか，あるいは小児用モードに切り替えて実施する。小児用パッド（モード）が使用できない場合には，やむを得ず成人用パッドを用い成人用モードで実施する。電気ショック実施後は速やかに胸骨圧迫を再開する。未就学児までの傷病者に対しては，小児用パッドおよび小児用モードに切り替えて電気ショックを実施する。小児用パッドおよび小児用モードはエネルギー減衰機能を有するため，成人に使用してはならない。〔テキスト第 9 版上巻 p. 498〕　　**5**

44 エックス線はどれか。1 つ選べ。

1．電　子

2．陽　子

3．電磁波

4．中性子

5．ヘリウム原子核

　電磁波のうち，原子核崩壊によらず，電子ビームの照射によって人為的に発生させたものをとくに X 線と呼ぶ。〔テキスト第 9 版下巻 p. 1104〕　　**3**

45 薬とその作用の組合せで正しいのはどれか。1つ選べ。

1. 亜硝酸薬——————末梢血管収縮
2. β刺激薬——————気管支拡張
3. インスリン——————血糖上昇
4. ワルファリン——————血液凝固
5. カルシウム拮抗薬——————血圧上昇

[解答・解説]

　亜硝酸薬は狭心症などの虚血性心疾患の治療薬としてよく用いられ，冠動脈を拡張し心筋への血流，酸素供給量を増加させるとともに，末梢血管拡張作用により心臓の前負荷および後負荷を軽減して心筋の仕事量を減少させる。β刺激薬は気管支喘息などの気管支攣縮状態に対する対症療法として用いられ，気管支拡張作用や気道分泌液の排泄を促進する作用がある。インスリンは糖尿病において，血糖値を下降させる目的で用いられる注射薬である。ワルファリンは心房細動や脳梗塞をはじめとした疾患を既往にもつ傷病者に対し，血栓の進行防止，予防・再発防止に用いる経口用抗凝固薬である。カルシウム拮抗薬は，高血圧の治療目的に用いられ，降圧作用を有する。〔テキスト第9版上巻 p. 270-273〕　**2**

46 筋萎縮性側索硬化症で低酸素血症を来す機序はどれか。1つ
選べ。

1．拡散障害
2．肺胞低換気
3．肺胞死腔の増加
4．換気血流比不均衡
5．肺内シャントの増加

［解答・解説］
　拡散障害は，肺水腫や肺線維症において，肺の間質に浮腫や線維化が生じ酸素の拡散が障害されることで低酸素血症を呈する。肺胞低換気は肺胞自身に問題がなくても肺全体としての換気量が低下し，低酸素血症・高二酸化炭素血症をきたす。中枢性の低換気や神経筋疾患，気道閉塞などが原因となる。したがって，筋萎縮性側索硬化症は，運動神経が選択的に進行性変性を示す原因不明の神経疾患であり，呼吸筋麻痺をきたすため，低酸素血症をきたし得る。換気血流比不均衡は，本来肺胞で保たれている換気量と血流量のバランスが崩れ，換気量のわりに血流量が少ない肺胞や，逆に血流量のわりに換気量が少ない肺胞が増えることで，ガス交換の効率が低下することである。結果として，低酸素血症の原因となり得るため，気道，肺胞，肺間質，肺循環のいずれかに異常があれば生じる病態である。肺でガス交換を受けない血流をシャントというが，肺内で起こるシャントを肺内シャントという。肺胞が滲出液などで満たされる肺水腫，肺炎，溺水や肺胞が虚脱する無気肺，気胸などで増加し，肺内シャントが増加すれば低酸素血症を呈することとなる。〔テキスト第9版下巻p. 592-593，同 p. 727〕　**2**

32 午前A

47 左心不全を起こしやすい疾患はどれか。1つ選べ。

1. 緊張性気胸
2. 腹部大動脈瘤
3. 僧帽弁狭窄症
4. 三尖弁閉鎖不全症
5. ARDS〈急性呼吸促迫症候群〉

[解答・解説]
　胸膜腔に空気が侵入することを気胸というが、貯留した空気によって、胸腔内圧が上昇し、胸部臓器が圧迫された状態が緊張性気胸であり、呼吸と循環の両方に障害をきたし、心外閉塞性・拘束性ショックとなる〔テキスト下巻 p. 612, 同 p. 987〕。腹部大動脈瘤は腹部の大動脈壁の一部が全周性に拡大または局所性に突出した状態をいい、腹部大動脈が破裂または切迫破裂の状態となり、突然の腹痛、腰痛、あるいはショック状態での救急要請となることが多い〔同 p. 762-763〕。僧帽弁は左心の房室弁であり、僧帽弁狭窄症など僧帽弁障害では左心不全を起こし得る。僧帽弁狭窄症では左房圧の上昇により肺静脈、肺毛細血管の圧が上昇して血管が破綻、喀血をきたす〔同 p. 672〕。三尖弁は右心の房室弁であり、三尖弁閉鎖不全症など三尖弁障害では右心不全となる。ARDSは先行する基礎疾患をもち、急性に発症した低酸素血症で、胸部X線画像上では両側性の肺浸潤影を認め、かつ心原性の肺水腫が否定できるものと定義され、右室の後負荷が上昇し、右心不全の原因の一つとなり得る〔同 p. 602, p. 745〕。　**3**

48 敗血症性ショックの初期にみられるのはどれか。1つ選べ。

1. 心拍数の低下
2. 心拍出量の増加
3. 冠血流量の低下
4. 循環血液量の増加
5. 末梢血管抵抗の増加

　敗血症性ショックは、血液分布異常性ショックで、重症感染症で毒素が全身に回り、広範な炎症反応を起こした結果生じるショックである。発症後しばらくは、ショックにもかかわらず心拍出量が増加するという特徴がある。〔テキスト第9版下巻 p. 614〕　**2**

49 心拍出量が正常より増加する心不全を来すのはどれか。1つ選べ。

  1．高度貧血
  2．拡張型心筋症
  3．心タンポナーデ
  4．甲状腺機能低下症
  5．大動脈弁閉鎖不全症

[解答・解説]
　一般に心不全においては心拍出量が減少するものの，心拍出量が正常よりも増加する心不全があり，それを高拍出性心不全という。敗血症，高度の貧血，甲状腺機能亢進症，脚気，動静脈瘻などで起こり，心拍出量は正常以上でありながら，組織の酸素需要を満たせないため，心不全を呈する。選択肢では，高度な貧血がそれにあたる。〔テキスト第9版下巻 p. 602〕　　**1**

50 収縮期血圧120mmHg、拡張期血圧60mmHg、頭蓋内圧40mmHgの重症頭部外傷傷病者で推定される脳灌流圧はどれか。1つ選べ。

  1．20mmHg
  2．40mmHg
  3．50mmHg
  4．60mmHg
  5．80mmHg

　脳灌流圧は平均血圧と頭蓋内圧の差で規定される。したがって，収縮期血圧120mmHg，拡張期血圧60mmHgでは平均血圧は80mmHg〔(120−60)×1/3+60〕であり，80mmHg−40mmHg＝40mmHgが脳灌流圧である。〔テキスト第9版上巻 p. 107，同 p. 137，同下巻 p. 619〕　　**2**

34 午前A

51 ショックを来す疾患で右心不全を伴うのはどれか。1つ選べ。

1. 脊髄損傷
2. 急性胆管炎
3. 肺血栓塞栓症
4. 食道静脈瘤破裂
5. アナフィラキシー

[解答・解説]

ショックの種類と分類，各種ショックの病態を問う問題。脊髄損傷は神経原生ショック，急性胆管炎は敗血症性ショック（感染性ショック），アナフィラキシーはアナフィラキシーショックをきたし，これらは血管の異常な拡張によって血圧が低下する血液分布異常性ショックに分類される。食道静脈瘤破裂は，大量出血によるショックをきたし，循環血液量減少性ショックにあたる。肺血栓塞栓症は，主に下肢の深部静脈に生じた血栓が静脈壁から剝がれて流れ，右心系を経由して肺動脈に詰まったものであり，閉塞が高度であれば，肺血流量が減少し，それを受ける左心房，左心室への血流も減ることで，1回拍出量が減り，ショックとなる（心外閉塞・拘束性ショック）。肺へ血流を送り出す右心室には過大な負担が加わり，右心不全となる。〔テキスト第9版下巻 p. 604-605, 同 p. 614, 同 p. 787〕

3

52 心室細動の原因となるのはどれか。1つ選べ。

1. 高血糖
2. 低カリウム血症
3. 高ナトリウム血症
4. 低アルブミン血症
5. 高ビリルビン血症

カリウムは心筋の興奮性と関連が深い。高カリウム血症，低カリウム血症ともに心室細動の原因となる。〔テキスト第9版上巻 p. 234〕

2

53 心肺停止中の虚血で、脳の次に障害を受けやすい臓器はどれか。1つ選べ。
　1．肺
　2．心　臓
　3．肝　臓
　4．腎　臓
　5．骨格筋

[解答・解説]
　心筋は脳に次いで虚血による影響を受けやすい臓器であり、長時間の虚血では、心拍再開後に心機能の障害が残りやすい。〔テキスト第9版下巻p.632〕**2**

54 我が国のウツタイン統計（平成27年）において図（別冊 No.3)の分類の中で1か月後社会復帰率の高いのはどれか。1つ選べ。
　1．A
　2．B
　3．C
　4．D
　5．E

別　冊
No. 3　図

　ウツタイン様式では、あらゆる院外心肺停止例を対象とするものの、目撃があること、心原性であること、救急隊到着時に心室細動または無脈性心室頻拍であったこと、などの条件で絞った患者群を検討対象とすることが多く、これらの患者群は予後がより期待され得るからである。一般市民より救急隊による目撃のほうが、より早く心肺蘇生を開始でき得る状況を考えると3となる。〔テキスト第9版下巻p.624-625〕　　　**3**

55 徐脈を伴う意識障害を特徴とするのはどれか。1つ選べ。
　1．熱中症
　2．肝性脳症
　3．アスピリン中毒
　4．低ナトリウム血症
　5．甲状腺機能低下症

　甲状腺機能低下症では、甲状腺ホルモンの作用が発揮されない状態であり、身体所見では下腿から全身に及ぶ非圧痕浮腫を特徴とする粘液水腫を生じる。甲状腺腫大、毛髪・眉毛の脱落、徐脈、心肥大、心嚢液貯留を認める。急激に進行すると粘液水腫性昏睡をきたし、意識障害に陥る。〔テキスト第9版下巻p.813〕　　　**5**

36 午前 A

56 次の体位の中で、腹壁の緊張が一番少ないのはどれか。1つ選べ。

　　1．起坐位

　　2．仰臥位

　　3．腹臥位

　　4．足側高位

　　5．ファウラー位

[解答・解説]
　腹痛患者において，体位は腰と膝を軽く曲げた半坐位（ファウラー位）が，腹壁の緊張が少ないため，基本とされる。〔テキスト第9版下巻p. 693〕　**5**

57 動悸に振戦を伴う疾患はどれか。1つ選べ。

　　1．肺　炎

　　2．心房細動

　　3．肥大型心筋症

　　4．鉄欠乏性貧血

　　5．カフェイン中毒

　エナジードリンクの流行などで，近年カフェイン中毒が問題化されており，動悸とともに，振戦がみられるのが特徴である。〔テキスト第9版下巻p. 687〕　**5**

58 トッド麻痺について正しいのはどれか。1つ選べ。

　　1．対麻痺である。

　　2．知覚麻痺である。

　　3．痙攣後に生じる。

　　4．麻痺は永続する。

　　5．末梢性の運動麻痺である。

　痙攣の出た部位に単麻痺や片麻痺が発作後1〜36時間続くことがあり，これをトッド麻痺という。脳血管障害との判別を要する。〔テキスト第9版下巻p. 652〕　**3**

59 麻痺の種類と障害部位の組合せで正しいのはどれか。1つ選べ。

　　1．単麻痺————————頸　髄

　　2．対麻痺————————腕神経叢

　　3．片麻痺————————腰　髄

　　4．四肢麻痺——————大脳半球

　　5．交叉性片麻痺————脳　幹

　単麻痺は，神経叢または神経根障害などの下位運動ニューロンの障害によるものが多い。対麻痺は胸髄または腰髄の障害によるものが多い。片麻痺は大脳皮質，大脳白質などの大脳半球の障害によるものが大部分である。四肢麻痺は，脳幹部障害や頸髄損傷で認められることが多い。交叉性片麻痺は脳幹部に病変があるときの徴候である。〔テキスト第9版上巻p. 412-413,同下巻p. 655-657〕　**5**

60 全身痙攣によって生じる病態はどれか。1つ選べ。

1. 低カリウム血症
2. 高ナトリウム血症
3. 高カルシウム血症
4. 呼吸性アシドーシス
5. 代謝性アルカローシス

61 異物による上気道閉塞でみられるのはどれか。1つ選べ。

1. 陥没呼吸
2. 起坐呼吸
3. 呼気性喘鳴
4. 周期性呼吸
5. 口すぼめ呼吸

[解答・解説]
　全身痙攣中の換気不全によって，高二酸化炭素血症が起こるため，呼吸性アシドーシスとなる。〔テキスト第9版下巻p.648-649〕　　　　　　　　　　**4**

　陥没呼吸とは，吸気の際に胸骨上部や鎖骨上部が陥没する呼吸パターンであり，上気道閉塞の特徴とされるが，実際には気管支喘息の中等度以上の発作や，重症肺炎，肺水腫，急性呼吸促迫症候群，間質性肺炎などの重症呼吸障害でもみられることがある〔テキスト第9版下巻p.668〕。起坐呼吸はうっ血性心不全や気管支喘息，上気道狭窄，慢性閉塞性肺疾患の増悪時などにみられる呼吸パターンで，傷病者は「寝ていると苦しい」と訴える。坐位になると呼吸が楽になるのは，重力の関係で静脈還流量が減り心仕事量が減る（うっ血性心不全），あるいは，横隔膜や呼吸補助筋を使いやすくなる（呼吸不全）ためである〔同p.666-668〕。呼気性喘鳴は気管支喘息や心疾患の際に，吸気性喘鳴は上気道異物や気管支異物，喉頭蓋炎などの際に観察される。口すぼめ呼吸は慢性閉塞性肺疾患や気管支喘息でみられる〔同p.730：表Ⅲ-5-7〕。周期性呼吸は，チェーン・ストークス呼吸の別名である。〔同上巻p.405〕　　**1**

38 午前A

62 タール便を特徴とする疾患はどれか。1つ選べ。

1. 痔　核
2. 大腸癌
3. 腸重積
4. 虚血性大腸炎
5. 十二指腸潰瘍

63 熱中症による高体温について正しいのはどれか。1つ選べ。

1. 悪寒戦慄がみられる。
2. 末梢血管が収縮している。
3. 免疫抵抗力が増進している。
4. 酸素消費量が減少している。
5. 体温調節中枢の機能不全である。

[解答・解説]
　タール便は，消化管出血が消化液や消化管内で発生する硫化水素の影響で黒色に変化したもので，一般的に上部消化管出血の特徴とされるが，上部消化管からの出血であっても，量が多く消化管滞留時間が短ければ鮮血便になり得るし，逆に下部消化管出血であっても，消化管内の滞留時間が長ければタール便になり得る。〔テキスト第9版下巻 p. 696〕　　　**5**

　熱中症については，テキスト第9版下巻 p. 1092以下に詳細な記載があるほか，環境省の「熱中症予防情報サイト」http://www.wbgt.env.go.jp/doc_prevention.php や，日本救急医学会監修の書籍『熱中症；日本を襲う熱波の恐怖』などに詳しい記載がある。救急現場で接する機会が多く，初期観察・診療によって予後が変わり得る重要な病態のため，ぜひしっかり勉強していただきたい。
　熱中症Ⅰ度およびⅡ度では，体温調節中枢は正常に機能しており，体温は正常かむしろ平熱より低いこともあり，高体温になっても深部体温で40°を超えない。しかし，Ⅲ度に進展すると，中枢神経にも影響が及び，体温調節機能も破綻して，深部体温は40°を超える。　　　**5**

64 全身痙攣が持続している傷病者に対する対応で適切なのはどれか。**2つ選べ。**

1．高濃度酸素投与
2．対光反射の観察
3．全身固定による抑制
4．痙攣持続時間の測定
5．経口エアウエイの挿入

65 胸痛が咳により強くなり、坐位前屈で軽減する疾患はどれか。1つ選べ。

1．気　胸
2．肺　炎
3．乳腺炎
4．心膜炎
5．帯状疱疹

［解答・解説］
　痙攣発作に限らず，重症と思われる傷病者の対応の原則は「ABC の確保」であり，気道開通の有無の確認，呼吸の確認，循環の確認はまず必須である。しかし，全身痙攣時は開口は難しく，経口エアウエイの挿入は困難なばかりか，かえって気道閉塞の可能性があるため避けるべきである。全身痙攣時は，激しい筋肉の運動のために酸素消費量が増大するため，酸素投与は必須である。痙攣の持続時間や繰り返しの回数は，重症度の判定にも必要になるため，発生時間・持続時間・回数の正確な記録が重要になる。〔テキスト第9版上巻 p. 402〕　　1，4

　胸痛についての詳細はテキスト第9版下巻 p. 680以下を，また胸痛を訴える傷病者への対応は，同 p. 684：図Ⅲ-4-4を参照。
　心膜炎では，前屈姿勢をとると心膜の緊張がやや緩むため痛みが軽減する。設問中のほかの選択肢の病態では，体位変換で痛みの強弱は変化しない。　　4

40 午前 A

66 腹痛の時に腹壁をゆっくりと圧迫して、急に手を離したとき
に痛みが増強するのはどれか。1つ選べ。

　　1．胆石症

　　2．急性胃炎

　　3．急性虫垂炎

　　4．急性膀胱炎

　　5．尿管結石症

[解答・解説]
　腹痛に関しては、テキスト第9版下巻 p.689以下を参照。「腹膜刺激症状」とは、腹膜に炎症が及んでいる状態のことを示し、消化管や胆嚢の炎症・穿孔、腹腔内臓器の壊死、腹腔内出血などでみられる〔同 p.692〕。腹膜刺激症状が出現している場合、手術が考慮される重篤な病態と考える必要がある。腹膜刺激症状には、反跳痛（腹部を圧迫して、急に手を離したときに痛みが増強する）や、筋性防御（腹部を圧迫したときに、筋肉の緊張が高まる）などがあるが、筋性防御の判断は熟練した医師でないと困難な場合が多い。〔同上巻 p.424〕　　　**3**

67 群発頭痛の特徴について正しいのはどれか。1つ選べ。

　　1．若い女性に多い。

　　2．流涙がみられる。

　　3．閃輝暗点が前兆となる。

　　4．両側の側頭部の痛みがある。

　　5．1回の発作は12時間以上持続する。

　群発頭痛はテキスト第9版下巻 p.642：表Ⅲ-4-8を参照。群発頭痛は男性に多く、決まった片側に出現し、毎日同じ時間帯に起こることが多く、1回当たりの持続時間は15〜180分のことが多い。結膜充血や流涙、縮瞳、鼻漏、鼻閉、眼瞼下垂などがみられる。酸素投与で痛みが軽減するのも特徴の一つで、純酸素7〜8ℓで15分ほどで効果が出る場合が多い。　　　**2**

68 意識障害に随伴する徴候と原因疾患の組合せで正しいのはどれか。1つ選べ。

1．過換気――――――偶発性低体温症
2．両側散瞳――――――覚醒剤中毒
3．血圧低下――――――解離性障害
4．体温低下――――――悪性症候群
5．失調性呼吸――――――糖尿病性ケトアシドーシス

[解答・解説]
　覚醒剤の急性中毒では，交感神経系の興奮により散瞳・頻脈・高体温などがみられる〔テキスト第9版下巻p.1081〕。逆に，縮瞳を伴う意識障害では，モルヒネなどの麻薬中毒，有機リンや神経剤の中毒，あるいは脳幹の出血・梗塞を疑う〔同上巻p.418：表Ⅲ-2-11〕。偶発性低体温症では呼吸は抑制されることが多い。解離性障害では通常，バイタルサインは正常である。悪性症候群は高体温を特徴とする。糖尿病ケトアシドーシスではクスマウル大呼吸がみられる。
2

69 胸痛の訴えで重症度の高いのはどれか。1つ選べ。

1．「3日前から発熱があり、咳とともに強く痛みます。」
2．「3日前から肋骨に沿ってピリピリした痛みが続いています。」
3．「3日前から安静時に胸の重苦しさを感じることがあります。」
4．「3日前から胸やけが続き、口に酸っぱいものがこみ上げてきます。」
5．「3日前に転倒しテーブルに胸をぶつけました。体を動かすととても痛いです。」

　ユニークな問題である。実際には傷病者の顔色や身体所見，バイタルサインを加味して重症度を判定するので，これだけで決めるのは難しいが，訴えから可能性が高い病態は，選択肢1→肺炎，選択肢2→帯状疱疹ないしは肋間神経痛，選択肢3→不安定狭心症，選択肢4→消化性潰瘍，選択肢5→肋骨骨折であろう。逆流性食道炎でも安静時に胸痛や胸部拘扼感を訴える場合があるが，その鑑別も含め，3がもっとも緊急の対応が必要な病態と思われる。ただし，1であっても，明らかなチアノーゼを示していれば重症度が高く，5にしても，大量血胸を伴い，ショック症状があれば重症と判断される。〔テキスト第9版下巻p.680-683〕
3

42　午前A

70　徐脈のために失神を来すのはどれか。1つ選べ。

　　1．WPW 症候群

　　2．過換気症候群

　　3．QT 延長症候群

　　4．ブルガダ症候群

　　5．洞機能不全症候群

[解答・解説]
　心原性失神についてはテキスト第 9 版下巻 p. 677 を参照。WPW 症候群では頻脈による失神を，QT 延長症候群では心室頻拍や心室細動で意識障害をきたすことがある〔同 p. 759〕。ブルガダ症候群は心臓突然死の原因となり得る〔同 p. 757〕。洞機能不全症候群では高度徐脈で失神を起こすことがある。　**5**

71　動悸とめまいとを訴えている傷病者の心電図モニター波形（別冊 No. **4**）を別に示す。

　　直ちに行うべき処置はどれか。1つ選べ。

　　1．胸骨圧迫

　　2．補助呼吸

　　3．静脈路確保

　　4．電気ショック

　　5．除細動パッドの装着

　心電図上は心室頻拍である〔テキスト第 9 版下巻 p. 769〕。「動悸とめまいとを訴えている」ということは意識があり，脳血流は保たれていると考えられるので，胸骨圧迫や電気ショックが直ちに必要なわけではない。しかし心室細動への移行の危険性が高いため，除細動パッドの装着は必須である。〔同 p. 757-758〕
　　5

```
別　冊
No. 4
心電図モニター波形
```

72　頭痛の原因と**ならない**のはどれか。1つ選べ。

　　1．緑内障

　　2．髄膜炎

　　3．副鼻腔炎

　　4．ラクナ梗塞

　　5．くも膜下出血

　二次的に頭痛を起こす可能性がある病態については，テキスト第 9 版下巻 p. 642：表Ⅲ-4-9 ならびに同 p. 643：表Ⅲ-4-10 を参照。一般的に虚血性脳疾患（脳梗塞）では頭痛を感じることはなく，ラクナ梗塞〔同 p. 720〕では，本人が症状を自覚しないこともある。　**4**

73 緊張性気胸傷病者の観察について正しいのはどれか。**2つ選べ。**

1．患側の打診で濁音を呈する。
2．患側の触診で握雪感を触れる。
3．視診で気管が患側へ偏位する。
4．聴診で患側の呼吸音が大きくなる。
5．視診で患側の胸郭が膨隆している。

[解答・解説]
　緊張性気胸では，チェックバルブにより，患側の胸腔内に空気が貯留し，胸腔内圧が上昇，静脈還流量が低下して心原性ショックになる。打診では鼓音を呈し，縦隔・気管は健側に偏位する。気胸なので，患側の呼吸音は減弱し，胸腔内圧上昇により胸郭が膨隆する。皮下気腫による握雪感がみられることが多いが，皮下気腫がなくても緊張性気胸にはなり得るので注意が必要である。〔テキスト第9版下巻 p. 987〕　　　2，5

74 心電図で QRS 波の前に P 波がみられるのはどれか。1つ選べ。

1．洞停止
2．心房細動
3．心室細動
4．WPW 症候群
5．3度房室ブロック

　P 波は心房の電気的活動を示す〔テキスト第9版下巻 p. 766〕。洞停止では心房・心室ともに活動がみられない〔同 p. 770：図Ⅲ-5-19〕。心房細動では正常な心房収縮がないために P 波はみられない〔同 p. 769：図Ⅲ-5-12〕。心室細動も同様である〔同 p. 770：図Ⅲ-5-17〕。WPW 症候群では P 波は存在するが PR 間隔の短縮がみられる〔同 p. 772：図Ⅲ-5-26〕。3度房室ブロックでは，P 波と QRS 波はばらばらに出現する。〔同 p. 771：図Ⅲ-5-23〕　　　4

44 午前 A

75 児童虐待について正しいのはどれか。1つ選べ。

1．世代間継承が存在する。

2．虐待者は実父が最も多い。

3．被虐待者は小学生に多い。

4．年間発生件数は横ばいである。

5．死亡原因で多いのは熱傷である。

[解答・解説]

　午前A問題 問75は，複数の正答肢があるため，正答肢はいずれも正解とする採点上の扱いがとられた。

　児童虐待（被虐待児症候群）は，早期の発見が非常に重要であり，救急隊員・救急救命士は，医療機関のスタッフより先に被虐待児に接触する可能性が高いため，十分な知識をもっておく必要がある。テキスト第9版下巻 p. 878-880を参照。虐待は親自身の養育歴が背景にあることがあり，世代間継承が存在する。虐待者は実母が過半数を占める。同 p. 879には「被虐待児の過半数は4～5歳以下の幼児であることが知られている」とあるが，厚生労働省が公表している「平成28年度 児童相談所における児童虐待相談対応件数の内訳」では7～12歳（以前の分類では「小学生」）がもっとも多い（http://www.mhlw.go.jp/toukei/saikin/hw/gyousei/16/dl/kekka_gaiyo.pdf）。

　年間発生件数は増加傾向にあり，死亡原因は頭部外傷が多い。　　　　　　**1，3**

76 食中毒の原因となる微生物で最も多いのはどれか。1つ選べ。

1．ブドウ球菌

2．サルモネラ

3．ノロウイルス

4．カンピロバクター

5．腸管出血性大腸菌

　テキスト第9版下巻 p. 851：図Ⅲ-5-46を参照。これは覚えておくしかないであろう。ノロウイルス感染症は一般的に予後良好であるが，ヒトからヒトに感染しやすいため，ノロウイルス感染症を疑う患者に接触する際には，感染防御が重要である。

3

77 インスリン標的臓器に含まれるのはどれか。1つ選べ。
　　1．胃
　　2．脾　臓
　　3．肝　臓
　　4．膵　臓
　　5．腎　臓

[解答・解説]
　インスリンは膵臓から分泌されるが，作用するのは肝臓・筋肉・脂肪組織で，これらの臓器の細胞内へブドウ糖の取り込みを促進することによって血糖値を降下させ，また，これらの臓器をブドウ糖の貯蔵庫として機能させる。〔テキスト第9版下巻 p. 800〕
　　　　　　　　　　　　3

78 突然の強い下腹部痛で発症する女性の疾患はどれか。**2つ選**べ。
　　1．子宮筋腫
　　2．卵巣出血
　　3．子宮内膜症
　　4．骨盤内感染症
　　5．卵巣嚢腫茎捻転

　女性生殖器疾患については，テキスト第9版下巻 p. 797-798 を参照。選択肢のいずれも下腹部痛を訴えるが，急激に発症するのは，急激な出血の場合（卵巣出血）と，血管の捻転による急激な臓器虚血（卵巣嚢腫茎捻転）の場合が多く，ほかの選択肢は徐々に痛くなってくることが多い。
　　　　　　　　　　　2，5

79 下肢の閉塞性動脈硬化症について正しいのはどれか。**2つ選**べ。
　　1．発症は急激である。
　　2．激しい下肢痛を来す。
　　3．心房細動が原因である。
　　4．間欠性跛行が認められる。
　　5．足背動脈の脈の強さに左右差がある。

　四肢の血管閉塞は，急性に発症するもの（急性四肢動脈閉塞症）と慢性的な狭窄・閉塞が起こるもの（閉塞性動脈硬化症）があり，症状・処置が異なる〔テキスト第9版下巻 p. 763-764〕。急性四肢動脈閉塞症の原因のほとんどは心房細動であり，強い痛みで発症し，放置すると阻血部の壊死をきたすため，緊急手術の適応となることが多い。閉塞性動脈硬化症は，四肢の動脈が動脈硬化で徐々に狭窄をきたしたものであり，安静時は痛みがないが，歩いているうちに虚血で痛みが出てきて歩けなくなる症状（間欠性跛行）がみられる。血管のバイパス術の適応となることがある。足背動脈の触知の左右差は，急性・慢性のいずれでもみられる。
　　　　　　　　　　　4，5

46 午前A

80 加齢に伴う変化について正しいのはどれか。1つ選べ。
1．難聴は低音域から始まる。
2．痛みに対する疼痛閾値が低下する。
3．暑さに対して汗をかきやすくなる。
4．感染時に体温上昇を来しやすくなる。
5．ストレス時に心拍増加の反応が鈍くなる。

[解答・解説]
　加齢による身体機能の変化はテキスト第9版下巻 p. 881-882 を参照。聴力は高音域から衰えてくる。発汗機能の低下により，体温調節機能も低下するため高齢者は熱中症になりやすい。感染やストレスに対する反応も鈍くなる。　**5**

81 アニサキス症の原因となる食品はどれか。1つ選べ。
1．しめサバ
2．馬肉の刺身
3．アジのフライ
4．ウナギの蒲焼
5．冷凍マグロの刺身

　これは常識問題であろう。アニサキスはサバ，アジ，マグロなどの海産物の消化管に寄生し，筋肉に移行する。高温・低温に弱く，加熱処理や冷凍処理すると死滅するが，酸には強く，しめサバでも感染し得る。〔テキスト第9版下巻 p. 781〕**1**

82 胆石症の疝痛発作について正しいのはどれか。1つ選べ。
1．朝方に多い。
2．黄疸を伴う。
3．生命の危険が高い。
4．左肩への放散痛がある。
5．油物の過食が誘因となる。

　胆石症の疝痛発作は，胆石によって胆汁排出が阻害され，胆嚢内圧が上がることによって痛みが起こるもので，胆汁が排泄されるような状況，すなわち，脂分の多い食事の後に起こりやすい。完全に胆嚢が閉塞すれば閉塞性黄疸をきたし得るが，疝痛発作のみでは黄疸は生じない。痛みは右肩に放散することが多い。疝痛発作のみでは生命に危険を生じることはまずないが，虚血性心疾患や大動脈瘤破裂などとの鑑別は大事である。〔テキスト第9版下巻 p. 787〕**5**

83 認知症の症状のうちBPSD〈周辺症状〉に分類されるのはどれか。1つ選べ。

　　1．徘徊する。
　　2．取りつくろいをする。
　　3．日付がわからなくなる。
　　4．予定に合わせて準備できない。
　　5．家電製品のリモコンが使えない。

[解答・解説]
　BPSDはテキスト第9版下巻p. 889を参照。暴言暴力はBPSDの代表的な症状であるが，場所がわからないことから徘徊も発生する。　　　　　　　1

84 ウイルス性髄膜炎の特徴について正しいのはどれか。1つ選べ。

　　1．頭痛は拍動性である。
　　2．中耳炎が原因となる。
　　3．突然の頭痛で発症する。
　　4．脳神経麻痺を合併する。
　　5．細菌性髄膜炎より予後がよい。

　髄膜炎は頭痛・発熱・嘔吐が出現する。まれに意識障害を伴うこともある。中耳炎から進展するのは細菌性髄膜炎である。感染症のため，頭痛は徐々に増悪することがほとんどで，突発することはない。ウイルス性髄膜炎のほとんどは後遺症を残すことなく治癒する。〔テキスト第9版下巻p. 723-724，同p. 869-870〕　　　　　　　5

85 初産婦を分娩予定の医療機関まで搬送中、分娩の準備を開始するのはどれか。1つ選べ。

　　1．破水時
　　2．排臨状態
　　3．発露状態
　　4．陣痛発来時
　　5．子宮口全開大時

　正常分娩の経過はテキスト第9版下巻p. 901以下を，分娩介助については同p. 905，同上巻p. 539以下を参照。分娩第2期のうち，卵膜が破れ羊水が流出することを「破水」，陣痛のあるときに児頭が見え，陣痛がなくなると見えなくなる状態を「排臨」，陣痛がなくなっても児頭が見えたままになると「発露」と呼ぶ。初産婦の場合，分娩には時間がかかるため，速やかに医療機関に搬送すれば車中分娩は回避できる場合が多いが，発露に至った場合は分娩介助の準備が必要である。　　　　　　　3

48　午前A

86 るいそうの原因となるのはどれか。**2つ選べ。**

1. 虐　待
2. 痛　風
3. 甲状腺機能亢進症
4. クッシング症候群
5. ビタミンB$_{12}$欠乏症

[解答・解説]
　るいそうは病的に痩せている状態を指し，栄養不足（虐待など）や，代謝の異常亢進（甲状腺機能亢進症），精神疾患，消化器疾患，代謝内分泌疾患などでみられる〔テキスト第9版下巻 p. 814〕。癌などの悪性疾患によるるいそうを「悪液質（カヘキシー）」と呼ぶことがある。

1，3

87 興奮した傷病者への対応について正しいのはどれか。1つ選べ。

1. 笑顔を続ける。
2. 相手の目を見続ける。
3. 簡潔な言葉で対応する。
4. やや上方からの視線を保つ。
5. 戒めるように強気で接する。

　興奮した傷病者への対応方法は，テキスト第9版下巻 p. 916：表Ⅲ-5-64に簡潔にまとめられている。映画『シン・ゴジラ』で使われた「まずは君が落ち着け」という台詞が流行語になったが，まさに，まずは対応する側が落ち着くことが肝要である。

3

88 クッシング徴候に含まれるのはどれか。1つ選べ。

1. 縮　瞳
2. 頻　脈
3. 徐呼吸
4. 高体温
5. 高血圧

　頭蓋内圧が亢進すると，生体は高い頭蓋内圧に打ち勝って脳血流を保つため，平均血圧を上昇させ，十分な拍出量を保つため徐脈になる。頭蓋内圧亢進が進めば，徐呼吸や散瞳，体温調節異常が起こり得るが，これらはクッシング徴候には含まない。〔テキスト第9版下巻 p. 645〕

5

89 皮膚症状と病態・疾患の組合せで**誤っている**のはどれか。1つ選べ。

1. 蒼　白————ショック
2. 浮　腫————うっ血性心不全
3. 紅　潮————アナフィラキシー
4. 緊張低下————脱水症
5. 網状皮斑————血小板減少症

[解答・解説]
　主な皮膚症状はテキスト第9版下巻 p. 832-834を参照。ショックの際には皮膚蒼白がみられるが、アナフィラキシーショック、神経原性ショックなどの末梢血管が拡張するタイプのショックでは皮膚紅潮がみられることがある。脱水症では皮膚緊張の低下が重症度判定に用いられる。網状皮斑は皮膚の循環障害で起こり、ショックや寒冷刺激、膠原病などでよくみられる所見である。　**5**

90 胎児が生存している状態で搬送された妊婦に対して、病院到着後直ちに帝王切開が行われるのはどれか。1つ選べ。

1. 子　癇
2. 前期破水
3. HELLP 症候群
4. 妊娠高血圧症候群
5. 常位胎盤早期剥離

　常位胎盤早期剥離は、胎児にとっては母体からの酸素供給が途絶えることを意味し、緊急帝王切開の適応となる〔テキスト第9版下巻 p. 900〕。子癇やHELLP症候群も、母体や胎児の状態によっては緊急帝王切開の適応となることがある〔同 p. 899〕が、緊急性は常位胎盤早期剥離のほうが高い。　**5**

91 小児の腸重積について正しいのはどれか。1つ選べ。

1. 持続痛で発症する。
2. 血便は出現しない。
3. 緊急開腹術が第一選択である。
4. 空腸が回腸に入り込むことが多い。
5. 生後数か月から3歳までが好発年齢である。

　小児の腸重積は、生後数カ月～3歳ころを好発年齢とし、生後10カ月ころが発症のピークである。回腸末端部が回盲部に入り込むことで発症する。間欠性腹痛（10～15分ごとの腹痛）、嘔吐、血便（イチゴジャム様）が三徴候にあげられ、非観血的方法で整復可能であるが、時間が経過すると手術を必要とする場合がある。〔テキスト第9版下巻 p. 874〕　**5**

50　午前A

92 胸膜炎に特徴的な症候はどれか。**2つ選べ。**

　　1．胸　痛

　　2．血　痰

　　3．発　熱

　　4．喘　鳴

　　5．深い呼吸

[解答・解説]
　胸膜炎の三大症状は，咳や深呼吸で増強する胸痛，発熱，呼吸困難で浅く速い呼吸になる。〔テキスト第9版下巻p.741-742〕

　　　　　　　　　1，3

93　貧血の症状のうち酸素供給低下に対する代償機序で生じるのはどれか。1つ選べ。

　　1．動　悸

　　2．傾　眠

　　3．めまい

　　4．脱力感

　　5．集中力低下

　貧血の症状には酸素運搬能低下・酸素供給不足による症状と，その代償によって生じる症状がある。前者の症状には頭痛，めまい，耳鳴り，集中力低下，傾眠，不眠，蒼白，脱力感，易疲労感，狭心症，心不全，立ちくらみがあり，後者は息切れ，動悸，頻脈，心不全，蒼白がある。〔テキスト第9版下巻p.817-819〕

　　　　　　　　　　1

94　頸椎椎間板ヘルニアについて正しいのはどれか。**2つ選べ。**

　　1．上肢への放散痛がある。

　　2．喫煙が危険因子である。

　　3．髄核の前方脱出が多い。

　　4．50歳以上の成人に好発する。

　　5．下位よりも上位頸椎に多い。

　頸椎椎間板ヘルニアは，20～50歳台に好発し，第5・6頸椎間，第6・7頸椎間の下位頸椎に発症しやすい。後側方へ脱出した場合は患側の肩甲骨周辺の疼痛，上肢への放散痛，前腕や手指の局所的なしびれ感，脱力を認め，正中後方に脱出すると手指の巧緻運動の障害，体幹・下肢に広がる知覚障害，脱力感が認められる。タバコに含まれるニコチンは椎間板を変性する作用があるため，危険因子となる。〔テキスト第9版下巻p.826-827〕

　　　　　　　　　1，2

95 感覚性失語に特徴的な徴候はどれか。1つ選べ。

　　1．無　言
　　2．錯　語
　　3．吃　音
　　4．作　話
　　5．構音障害

[解答・解説]
　感覚性失語は，話す能力に比べて聞いた言葉を理解できにくい状況となっていて，多弁であっても錯語が多くなる。無言，吃音（どもり），作話，構音障害はいずれも感覚性失語の特徴的な徴候とは言い切れない。〔テキスト第9版上巻p. 415，同下巻p. 712〕　　　　2

96 乳児突然死症候群の疫学的リスク因子で**ない**のはどれか。1つ選べ。

　　1．性　別
　　2．栄養方法
　　3．出生時体重
　　4．両親の喫煙
　　5．睡眠中の姿勢

　乳児突然死症候群（SIDS）は生後6カ月までの乳児に好発する内因性疾患であり，現在減少傾向にあるが，依然として0歳児の死因3位に入る。うつ伏せ寝は仰向け寝より3倍，両親の喫煙は非喫煙の4.8倍，ミルク栄養は母乳栄養の4.7倍，低出生体重児は成熟児の4.2倍，早産児は満期産児の3.7倍の疫学的リスク因子があることが厚生労働省の調査で明らかになっている。〔テキスト第9版下巻p. 877-878〕　　　　1

97 ガス壊疽の症候で**みられない**のはどれか。1つ選べ。

　　1．高　熱
　　2．筋強直
　　3．ショック
　　4．局所の激痛
　　5．肉汁様分泌液

　ガス壊疽は，挫滅や汚染の強い創から侵入したクロストリジウム属細菌の混合感染により起こり，筋肉を中心に広範囲な軟部組織の壊死が急激に進展し，高熱，ショック，局所の激痛をきたす病態である。創は化膿せず壊死し腐敗臭を伴う肉汁様分泌液を排出し，青銅色を呈し，菌の産生したガスが軟部組織に認められる。〔テキスト第9版下巻p. 857〕　　　　2

52 午前 A

98 マムシ咬傷について正しいのはどれか。1つ選べ。
　1．痛みを伴わない。
　2．75％は無毒咬傷である。
　3．牙痕から中枢側に腫脹が拡大する。
　4．コンパートメント症候群を合併することはない。
　5．ヘビ咬傷による死亡のなかで、マムシの占める割合は少ない。

[解答・解説]
　マムシ咬傷によるマムシ毒素は出血毒である。受傷直後に電撃性の痛みを生じ、牙痕部分に灼熱感、疼痛が持続する。牙痕周辺より強い腫脹を生じ、徐々に中枢側に腫脹が拡大する。さらに進行するとコンパートメント症候群や、末梢循環障害、皮下出血、水疱、骨格筋壊死を生じる場合もある。ヘビ咬傷のなかで一番多いのはガラガラヘビ類であり、次いで多いのはマムシ類である。〔テキスト第9版下巻 p. 1049〕　　　**3**

99 交通事故時に減速作用機序で生じる損傷はどれか。1つ選べ。
　1．側面衝突による肋骨骨折
　2．ハンドルによる横隔膜損傷
　3．エアバッグによる顔面損傷
　4．反衝損傷による急性硬膜下血腫
　5．ダッシュボードによる股関節後方脱臼

　交通事故時の減速作用機序で生じる損傷としては、外力が作用した部位の直撃損傷や対側の反衝損傷が発生しやすい。正答肢以外の選択肢は交通事故時に起こり得る損傷であるが、減速作用機序によって損傷するものではない。〔テキスト第9版下巻 p. 960-961〕　　　**4**

100 出血が疑われる傷病者で、脈拍は100〜120/分程度で収縮期血圧は正常範囲であるが、拡張期血圧は上昇している。
　この傷病者は、循環血液量の何％くらいの出血があったと考えられるか。1つ選べ。
　1．15％未満
　2．15％以上30未満
　3．30％以上40％未満
　4．40％以上50％未満
　5．50％以上

　循環血液量に対して出血が15％未満であれば脈拍は100/分以下で血圧は変化しない。15〜30％では100/分以上の頻脈となり拡張期血圧が上昇し、脈圧が低下する。30〜40％では120/分以上の頻脈、頻呼吸、意識の異常とともに収縮期血圧が低下する。40％を超える場合は著明な収縮期血圧の低下、脈圧の低下が起こり、意識レベルも低下し、致死的な状態になる。〔テキスト第9版下巻 p. 948-949〕　　　**2**

101 妊婦の外傷について正しいのはどれか。1つ選べ。
1. 胎盤剥離による胎児の死亡率は80％である。
2. 母体がショックであっても胎児への血流は保たれる。
3. 妊娠後期の母体がショックの場合は仰臥位で搬送する。
4. 非妊娠者に比べて出血による血圧低下が出現しにくい。
5. 母体がショックの場合は周産期母子医療センターへ搬送する。

[解答・解説]
　妊婦の外傷について，胎盤剥離による胎児の死亡率は20〜40％ほどである。母体がショックとなればもちろん胎盤血流量も低下する。妊娠後期には仰臥位低血圧症候群になりやすいため，左側臥位にて搬送する必要がある。妊娠25週以降は循環血液量の増加に伴い頻脈や血圧低下などの徴候が出にくいため注意が必要である。母体がショックの場合は，医師の助言を受け医療機関選定をする。〔テキスト第9版下巻 p. 1020-1021〕　**4**

102 乳幼児揺さぶられ症候群に特徴的なのはどれか。**2つ選べ。**
1. 頭皮損傷
2. 陥没骨折
3. 眼底出血
4. 髄液鼻漏
5. 硬膜下血腫

　乳幼児揺さぶられ症候群では，硬膜下血腫やびまん性脳浮腫，眼底出血を生じる。頭皮の損傷を伴わないのが特徴的である。〔テキスト第9版下巻 p. 1016〕
3，5

103 外傷傷病者の観察所見と行うべき処置の組合せで正しいのはどれか。1つ選べ。
1. 徐呼吸―――――ベンチュリーマスクによる酸素投与
2. 胸郭動揺―――――三角巾による全周の胸郭固定
3. 腸管脱出―――――乾燥ガーゼによる被覆
4. 骨盤骨折―――――スクープストレッチャーによる全身固定
5. 胸部穿通性外傷―――滅菌ガーゼによるタンポン止血

　徐呼吸では補助換気を行うことが基本である。胸郭動揺はタオルなどを利用した胸壁固定を行う。腸管脱出は腹腔内に還納せずアルミホイルなどで被覆し乾燥を防ぐ。骨盤骨折を疑う場合はログロールを行わずスクープストレッチャーに全身固定する。胸部穿通性外傷は穿通異物は抜去せず，動揺を防ぐために固定する。〔テキスト第9版下巻 p. 953-956〕
4

54　午前A

104　眼窩吹き抜け骨折の存在を最も疑わせるのはどれか。1つ選べ。

　　1．瞳孔の変形
　　2．眼球の上転障害
　　3．視力の著しい低下
　　4．虹彩の眼球外への逸脱
　　5．健側（反対側）の視力低下

[解答・解説]
　眼窩吹き抜け骨折では，眼球運動にかかわる筋肉や脂肪組織が骨折部から上顎洞のほうへ挟み込まれた形で嵌入するため，眼球の陥凹と運動障害が顕著となり眼球の上転が困難になる。〔テキスト第9版下巻p. 970〕**2**

105　絞頸で定型的縊頸に比べて頻度の高いのはどれか。**2つ選べ。**

　　1．流　涎
　　2．舌骨骨折
　　3．頸髄損傷
　　4．著明な顔面うっ血
　　5．水平方向の索状痕

　絞頸の場合は水平方向に走る索状痕より上部に高度のうっ血を生じる。定型的縊頸に比べると頸髄損傷や流涎，舌骨骨折は頻度が低い。〔テキスト第9版下巻p. 1044-1046〕　　**4，5**

106　胸部外傷で観察される所見と病態の組合せで正しいのはどれか。**2つ選べ。**

　　1．皮下気腫————————横隔膜ヘルニア
　　2．気管牽引————————フレイルチェスト
　　3．吸い込み創————————開放性気胸
　　4．呼吸音減弱————————心タンポナーデ
　　5．眼瞼結膜の点状出血————外傷性窒息

　胸部外傷による観察所見について，皮下気腫は気管・気管支の損傷や肋骨骨折による気胸，吸気時に甲状軟骨が下方に動く気管牽引は気道閉塞，吸い込み創は気胸，呼吸音減弱は緊張性気胸，眼瞼結膜の点状出血は外傷性窒息をそれぞれ疑う必要がある。〔テキスト第9版下巻p. 984-991〕　　**3，5**

107　外傷による大量出血で最も早くから生じる生体反応はどれか。1つ選べ。

　　1．嫌気性解糖
　　2．末梢血管収縮
　　3．腎臓での水再吸収増加
　　4．間質液の血管内への移動
　　5．腎臓でのナトリウム再吸収増加

　大量出血時は交感神経が亢進状態になり，まずは末梢血管を収縮させる。嫌気性解糖や腎臓での水再吸収増加，間質液の血管内への移動，腎臓でのナトリウム再吸収増加は緩徐である。〔テキスト第9版下巻p. 945-950〕
2

午前A　55

108　骨盤骨折が疑われる所見はどれか。**2つ選べ。**
1．徐　脈
2．陰嚢血腫
3．腹式呼吸
4．下肢長差
5．下腹部知覚異常

[解答・解説]
　骨盤骨折を疑う観察所見は，骨盤部・外陰部（陰嚢含む）の創傷，打撲痕，皮下血腫・腫脹，表皮剝離，下肢長の左右差，骨盤動揺などがある。〔テキスト第9版下巻 p. 997-1001〕
　　　　　　　　　　　2，4

109　四肢外傷の出血に対する対応で適切なのはどれか。1つ選べ。
1．止血帯は細いものを用いる。
2．圧迫止血のガーゼは頻回に交換する。
3．血腫を除去して出血部位を確認する。
4．止血帯を収縮期血圧と同程度に加圧する。
5．閉鎖性骨折では部位から出血量を推定する。

　四肢外傷の出血時の対応について，基本は直接圧迫である。止血帯止血法では止血帯は3cm以上の布などを使用し，丈夫な棒などを使用し出血部の中枢側を締め上げる。止血帯の圧力は収縮期動脈圧より100mmHg以上高く保つ必要がある。圧迫止血中に，ガーゼの頻回な交換や血腫を除去して出血部位を確認してはならない。〔テキスト第9版上巻 p. 521-523，同下巻 p. 1008〕
　　　　　　　　　　　5

110　アルツの基準で中等症熱傷と判断されるのはどれか。1つ選べ。
1．手掌熱傷
2．骨折の合併
3．背部Ⅲ度1％
4．気道熱傷の合併
5．胸腹部Ⅱ度18％

　熱傷時の重症度を判断するアルツの基準では，選択肢3の背部Ⅲ度1％は軽症熱傷，選択肢5の胸腹部Ⅱ度18％は中等症熱傷，選択肢1の手掌熱傷・選択肢2の骨折の合併・選択肢4の気道熱傷の合併は重症熱傷に分類される。熱傷では，熱傷面積の測定方法や熱傷指数，熱傷予後指数の算出方法も学習すべきである。〔テキスト第9版下巻 p. 1026〕
　　　　　　　　　　　5

56　午前A

111　鈍的外力が皮膚軟部組織の表面に沿った方向に働いて起こる外傷はどれか。**2つ選べ**。
1．指趾切断
2．デコルマン損傷
3．シートベルト損傷
4．デグロービング損傷
5．コンパートメント症候群

[解答・解説]
　鈍的外力が皮膚・軟部組織の表面に沿った方向に働いて起こるとデグロービング損傷やデコルマン損傷のような広範囲剝皮創を引き起こすことがある。コンパートメント症候群は四肢の長時間の圧迫などにより発症する。〔テキスト第9版下巻 p. 1012-1013〕　**2，4**

112　クラッシュ症候群について正しいのはどれか。1つ選べ。
1．高カルシウム血症を起こす。
2．呼吸性アシドーシスを起こす。
3．皮膚組織の壊死によって生じる。
4．循環血液量減少性ショックを生じる。
5．重量物の下敷きになった直後に発生する。

　四肢が長時間圧迫されることによる筋細胞の虚血や，その圧迫によって横紋筋融解症になる。圧迫が解除されることで細胞逸脱物質が血流に乗って全身へ循環し，多くの悪循環を起こす病態をクラッシュ症候群という。これにより，高カリウム血症，高ミオグロビン血症，高クレアチンキナーゼ血症，代謝性アシドーシス，DIC，循環血液量減少性ショックなどを引き起こす。その結果として，致死性不整脈，急性腎不全，ARDSのような重症になりやすい。コンパートメント症候群を併発することもある。〔テキスト第9版下巻 p. 1013-1014〕　**4**

113　胸部の視診では異常が**認められない**胸部外傷はどれか。1つ選べ。
1．気道閉塞
2．開放性気胸
3．緊張性気胸
4．胸部大動脈損傷
5．フレイルチェスト

　胸部の視診で異常が認められるものとして，気道閉塞では縦隔気腫や皮下気腫，開放性気胸では吸い込み創，緊張性気胸では皮下気腫や患側胸郭の膨隆，フレイルチェストでは奇異呼吸がある。胸部大動脈損傷は胸部の視診のみでは判断が難しい。〔テキスト第9版下巻 p. 984-991〕　**4**

114 熱傷予後指数の算出方法として正しいのはどれか。1つ選べ。

1．Ⅱ度熱傷面積％＋Ⅲ度熱傷面積％
2．Ⅱ度熱傷面積％＋Ⅲ度熱傷面積％＋年齢
3．1／2×Ⅱ度熱傷面積％＋Ⅲ度熱傷面積％
4．1／2×Ⅱ度熱傷面積％＋Ⅲ度熱傷面積％＋年齢
5．Ⅱ度熱傷面積％＋2×Ⅲ度熱傷面積％

[解答・解説]
熱傷予後指数の算出方法は「1/2×Ⅱ度熱傷面積％＋Ⅲ度熱傷面積％＋年齢」である。100以上は予後不良である。〔テキスト第9版下巻 p.1026-1027〕　4

115 溺水について正しいのはどれか。2つ選べ。

1．潜水反射では徐脈を生じる。
2．溺死の半数では誤嚥を認めない。
3．温水による溺水では脳は保護される。
4．溺死の70％以上が浴槽内で発生している。
5．体温32℃以下の傷病者では社会復帰例はない。

冷水による浸漬・浸水では潜水反射（中枢保護）が起き，徐脈や末梢血管収縮を生じる。溺死の大半は誤嚥を生じる。水温に関係なく溺水時の窒息によって脳は損傷する。溺死の70％以上は浴槽内で発生している。偶発性低体温症を伴う溺水の心肺停止傷病者が蘇生し社会復帰することもある。〔テキスト第9版下巻 p.1088-1091〕　1，4

116 凍傷の傷病者への対応について誤っているのはどれか。1つ選べ。

1．凍傷部位を挙上する。
2．圧迫する衣類を緩める。
3．濡れた衣類を取り除く。
4．凍傷部位を積極的に加温する。
5．凍傷部位をガーゼで保護する。

凍傷傷病者への対応については，濡れている衣類などを取り除き圧迫を緩めることである。患部は乾燥したガーゼで覆い，水疱がある場合は破らず，患部を圧迫せず愛護的に扱い，挙上して浮腫を防止する。患部の加温やマッサージ，こすることは禁忌である。〔テキスト第9版下巻 p.1123-1124〕　4

117 GM式サーベイメータが測定目的とする放射線の種類はどれか。2つ選べ。

1．アルファ（α）線
2．ベータ（β）線
3．ガンマ（γ）線
4．エックス線
5．中性子線

GM式サーベイメータが測定目的とする放射線は放射線事故などで問題となることの多いβ線とγ線である。〔テキスト第9版下巻 p.1110〕　2，3

118 我が国の人口動態統計（平成28年）で医薬品による中毒死の
原因で最も多いのはどれか。1つ選べ。
1. 麻 薬
2. 向精神薬
3. 解熱鎮痛薬
4. ホルモン類
5. 抗てんかん薬

[解答・解説]
　人口動態統計（平成28年度）で医薬品による中毒死は向精神薬，抗てんかん薬，解熱鎮痛薬，ホルモン類，麻薬の順である。〔テキスト第9版下巻 p. 1058〕
2

119 大きな肉片が上部食道に停滞した傷病者でみられる症候は
どれか。2つ選べ。
1. 嗄 声
2. 腹 痛
3. 流 涎
4. 喘 鳴
5. 吃 逆

　上部消化管異物の症候としては，胸骨部への違和感や圧迫感，嚥下困難，咳，吃逆などを生じる場合がある。設問では肉片が停滞しているため，流涎も起こるであろう。〔テキスト第9版下巻 p. 1086〕
3, 5

120 Ⅲ度の熱中症と判断すべき症候はどれか。 **2つ選べ。**
1. めまい
2. 失見当識
3. 小脳症状
4. 生あくび
5. 立ちくらみ

　Ⅲ度の熱中症と判断すべき症候にはJCS 2桁以上の意識障害（失見当識含む）や小脳失調，痙攣などの中枢神経障害，肝・腎機能障害，血液凝固異常などがある。めまい，生あくび，立ちくらみはⅠ度熱中症の時点でみられる所見である。〔テキスト第9版下巻 p. 1094-1098〕 **2, 3**

| 41 | 午 後 | ◎指示があるまで開かないこと。
（平成30年3月11日　13時40分～16時20分） |

注 意 事 項

1. 試験問題の数は80問で解答時間は正味2時間40分である。
2. 解答方法は次のとおりである。
   (1) 各問題には1から5までの5つの答えがあるので、そのうち質問に適した答えを（例1）では1つ、（例2）では2つ選び答案用紙に記入すること。

   （例1）　101　県庁所在地はどれか。1つ選べ。
   1. 栃木市
   2. 川崎市
   3. 広島市
   4. 倉敷市
   5. 別府市

   （例2）　102　県庁所在地はどれか。**2つ選べ。**
   1. 仙台市
   2. 川崎市
   3. 広島市
   4. 倉敷市
   5. 別府市

   （例1）の正解は「3」であるから答案用紙の ③ をマークすればよい。

   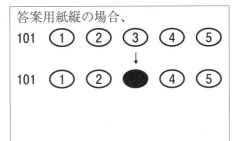   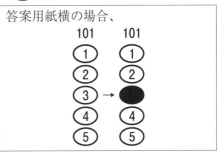

   （例2）の正解は「1」と「3」であるから答案用紙の ① と ③ をマークすればよい。

   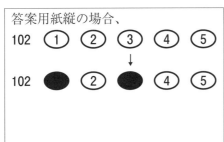   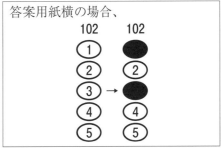

   (2) ア．（例1）の質問では2つ以上解答した場合は誤りとする。
   　　イ．（例2）の質問では1つ又は3つ以上解答した場合は誤りとする。

B

62 午後B

1 外果を示す体表上の部位はどこか。図（別冊 No. 1）から１つ
　選べ。
　　1．A
　　2．B
　　3．C
　　4．D
　　5．E

```
┌─────────────────┐
│    別　冊       │
│  No. 1　図      │
└─────────────────┘
```

[解答・解説]
　体表面から触知できる突起点は名称がついていることが多いため出題されやすい。外果とは「外くるぶし」であり足関節外側に位置する。〔テキスト第９版上巻 p. 89：図Ⅱ-1-30〕　　**5**

2 中枢神経の中で身体の平衡と姿勢を制御する部位はどれか。
　１つ選べ。
　　1．大　脳
　　2．間　脳
　　3．小　脳
　　4．脳　幹
　　5．脊　髄

　中枢神経の各部位の機能を問う問題には注意する。とくに小脳の機能については過去の試験で頻出傾向にある。小脳は身体の平衡と姿勢の保持を司る。なお，平衡感覚は末梢神経の内耳にある前庭神経も司っている。この２つは覚えておく。〔テキスト第９版上巻 p. 95-100〕　　**3**

3 心臓死の三徴候に含まれるのはどれか。１つ選べ。
　　1．死　斑
　　2．角膜混濁
　　3．体温下降
　　4．関節硬直
　　5．対光反射消失

　心臓死の三徴候は心拍動停止，呼吸停止，瞳孔散大である。心臓死における瞳孔散大とは対光反射が消失し散大したまま固定している状態である。死斑，角膜混濁，体温下降，関節硬直（＝死後硬直）は死体現象であり不可逆的であるため蘇生の可能性はない。〔テキスト第９版上巻 p. 253-255〕　　**5**

4 公的介護保険制度の窓口となる行政組織はどれか。1つ選べ。

1. 市町村
2. 年金事務所
3. 福祉事務所
4. 労働基準監督署
5. 公共職業安定所

[解答・解説]
　介護保険制度は加齢や特定の病気などで要介護状態になったときに生活面や身体機能面でのサポートを目的とした福祉・保健医療サービスである。主体は地方自治体，市町村が保険者となり運営する。65歳以上の第1号被保険者と，特定疾病をもつ40〜64歳の第2号被保険者に分けられる。主治医の意見書と認定調査員の調査書を基に自治体の介護認定審査会で検討され，要介護度〔1〜5（要支援の場合は1〜2）〕が決定される。要介護度によって受けられるサービス内容に違いがある。〔テキスト第9版上巻 p. 57-59〕　**1**

5 医療安全の観点から、インシデント・アクシデント報告でインシデントに該当するのはどれか。1つ選べ。

1. 気管挿管時に歯牙損傷を起こした。
2. 気管切開カニューレが抜けて心停止となった。
3. ストレッチャーがぶつかり傷病者が負傷した。
4. 口腔内を確認中に傷病者が痙攣し隊員の指から出血した。
5. 酸素マスクのチューブが外れて傷病者の酸素飽和度が96％となった。

　リスクマネジメントの設問は毎回出題される。インシデントは見逃し，誤処置あるいは事故などにより傷病者に悪影響を及ぼすものの，経過観察程度で対処できたものを指す。アクシデントは傷病者に損傷などをもたらし，それに対する処置が必要であったものを指す。選択肢5の事例はチューブ逸脱により酸素飽和度の低下をきたし，おそらく「チューブ再装着」という処置がなされたのでアクシデントといえなくもない。しかし酸素飽和度は致死的低下ではなく，選択肢の中で一番の軽症事例のためこれを選択せざるを得ない。〔テキスト第9版上巻 p. 364-365：表Ⅲ-1-31〕　**5**

64 午後 B

6 救急救命士の傷病者への対応で生命倫理の善行の原則に含まれるのはどれか。1つ選べ。

1. 自己決定権を尊重する。
2. 人としての尊厳を尊重する。
3. 苦痛をできるだけ与えない。
4. 最適の医療機関に搬送する。
5. 手袋を使用して傷病者に触れる。

[解答・解説]
　生命倫理には①自律の尊重，②善行の原則，③無危害の原則，④公正・正義の原則がある。選択肢1と2は①に含まれ，3は③である。5は生命倫理にはない。また，②は「医学的に正しいこと，よかれと思ったことを行う」とテキスト第9版上巻 p. 16にあるが，現場では複雑な事例も多く，救急救命士がよかれと思ったことが傷病者や家族にとって不本意と思われるような場合もあり判断は難しい。選択肢4は「最適の医療機関に搬送する」とあるが必ずしも医療機関搬送だけが「善行の原則」に当てはまるとは限らない。回答に窮するがこの選択肢しか残されていないのでやむを得ない。〔同 p. 16-17〕　　**4**

7 救急救命処置のうち、心臓または呼吸機能停止の状態が対象となるのはどれか。1つ選べ。

1. ブドウ糖溶液の投与
2. 気管内チューブによる気道確保
3. 乳酸リンゲル液を用いた静脈路確保および輸液
4. 乳酸リンゲル液を用いた静脈路確保のための輸液
5. 自己注射が可能なアドレナリン製剤によるアドレナリン投与

　救急救命処置の内容，具体的指示の有無，そして処置対象の状態は毎回確実に出題される。テキスト第9版上巻 p. 348：表Ⅲ-1-19は細かい文言を含め確実に覚える。選択肢3（および）と4（のための）の違いを明確にする。選択肢3は増悪するショック状態や低血糖による意識障害でブドウ糖を投与する場合に適応となる。選択肢4では心臓および（「または」も可）呼吸機能停止の場合に限られる。〔テキスト第9版上巻 p. 347-348，500〕　　**4**

午後 B　65

8　動脈血酸素飽和度以外にパルスオキシメータで測定できるの
　　はどれか。1つ選べ。
　　　1．体　温
　　　2．脈拍数
　　　3．酸素分圧
　　　4．二酸化炭素分圧
　　　5．ヘモグロビン濃度

[解答・解説]
　体内に溶けている酸素をみる
指標には，観血的に測定する酸
素分圧（SaO$_2$），またパルスオ
キシメータで計測する酸素飽和
度（SpO$_2$）がある。混同しない
こと。パルスオキシメータでは
末梢の小動脈の波動から脈拍数
も測定できる。〔テキスト第9版
上巻 p. 438〕
　　　　　　　　　　　2

9　血圧測定について正しいのはどれか。1つ選べ。
　　　1．衣類は薄手でも脱がせて測定する。
　　　2．触診法で拡張期血圧が測定できる。
　　　3．自動血圧計は救急車の走行中でも正確に測定できる。
　　　4．マンシェットは上腕長の2/3程度の幅のものを用いる。
　　　5．触診法による収縮期血圧は聴診法よりも高く測定される
　　　　ことが多い。

　自動血圧計の場合,「薄手の衣
類であれば無理に脱がせること
なくそのままで測定してもよ
い」との記載があるが，聴診法
の解説部分では「上腕を露出さ
せる」とある。判断に窮する。
また，自動血圧計では脈拍振動
をコンピューター処理するため
揺れる救急車内では不正確にな
ることもある。触診法は動脈拍
動が再開し脈を触れた時点を
もって収縮期血圧とするのでコ
ロトコフ音が聴取されるより遅
れる。明らかに正しいのは選択
肢4なのでこれとする。〔テキス
ト第9版上巻 p. 442-444〕　4

10　瞳孔不同を特徴とする病態・疾患はどれか。1つ選べ。
　　　1．髄膜炎
　　　2．低酸素血症
　　　3．覚醒剤中毒
　　　4．有機リン中毒
　　　5．鉤回ヘルニア

　瞳孔不同は脳の局在病変の悪
化にて出現する。鉤回ヘルニア
は片側動眼神経の圧迫でみられ
る。この時点で処置をしなけれ
ば手遅れになるので搬送を急
ぐ。選択肢1～4は脳の局在病
変ではなく脳全般的な異常であ
るため，両側縮瞳あるいは散瞳
など瞳孔異常をきたす可能性は
あるものの，瞳孔の左右不同は
起こさない。〔テキスト第9版下
巻 p. 621-622：図Ⅲ-3-10〕　5

11 心電図モニター波形（別冊 No. 2）を別に示す。このアーチファクトの原因として考えられるのはどれか。1つ選べ。

1．筋緊張
2．電極の接触不良
3．寒さによる震え
4．周囲電気器具の影響
5．モニターアースの不備

```
別　冊
No. 2
心電図モニター波形
```

[解答・解説]
　心電図モニターではアーチファクト（ノイズ）が入り波形が乱れることがある。基線が大きく揺らいでしまう場合（低周波ノイズ）と小刻みなギザギザの揺れの場合（高周波ノイズ）の2通りがある。前者の原因は電極の貼付不完全，または呼吸による胸郭運動などがあり，後者は寒さや緊張などによる筋肉の震え，モニターアース不良，電気毛布などの周囲電気器具などによって起こり得る。〔テキスト第9版上巻 p. 447-448：図Ⅲ-2-36，37，38〕　　　**2**

12 GCS で評価する最良の運動反応で、除皮質肢位のスコアはどれか。1つ選べ。

1．1
2．2
3．3
4．4
5．5

　JCS と GCS も毎回確実に出題されるので覚えておく。除皮質肢位とは GCS の運動反応（M）で「異常屈曲」（3点）のことである。ちなみに除脳肢位とは「四肢伸展」（2点）を指す。〔テキスト第9版上巻 p. 411〕**3**

13 気道確保の必要な意識障害傷病者において、経鼻エアウエイの使用が適切となる状況はどれか。1つ選べ。

1．鼻出血がある。
2．嘔吐反射が強い。
3．頭蓋底骨折が疑われる。
4．抗凝固薬を内服している。
5．くも膜下出血が疑われる。

　意識障害のある場合は気道確保を行うが，咽頭反射が残っている傷病者では経口エアウエイでは嘔吐を誘発する可能性があるため経鼻エアウエイにする。ただし，くも膜下出血が疑われる場合は挿入時の血圧上昇により再破裂の可能性があり，また，鼻出血のある場合，もしくは抗凝固薬内服中は鼻出血増悪の危険性もある。顔面骨折，頭蓋底骨折が疑われる場合では頭蓋腔内に経鼻エアウエイ迷入の危険性もあるため禁忌である。〔テキスト第9版上巻 p. 458-459〕　　　**2**

14 救急隊の現場活動において、現場到着後に最初に行うことは
どれか。1つ選べ。

　　1．安全確保

　　2．全身観察

　　3．気道の評価

　　4．発症状況の確認

　　5．緊急度・重症度判断

[解答・解説]
　119番入電時に現場状況を推測し，到着前に感染防御，必要資器材の確認を行う。現場に到着したら，まず現場の安全を確保し救助者が二次災害に巻き込まれないようにする。次に発症状況を確認してから傷病者に取りかかる。まず気道，呼吸，循環の確認をして生命危機が切迫しているかどうかをみる。切迫していなければ全身観察をして緊急度・重症度の評価を行う。〔テキスト第9版上巻p.396-400：図Ⅲ-2-1〕　　　**1**

15 自己注射が可能なアドレナリン製剤の副作用として考えられ
るのはどれか。1つ選べ。

　　1．嗄　声

　　2．徐　脈

　　3．徐呼吸

　　4．呼吸困難

　　5．著しい血圧上昇

　自己注射用アドレナリン製剤はアレルギーをもつ者がアナフィラキシーを起こしたときに自らが注射するキットである。交感神経興奮作用があるため著しい血圧上昇，頻脈，不整脈を起こすことがある。嗄声や呼吸困難は重度のアナフィラキシー自体の症状である。〔テキスト第9版上巻p.509-511〕　　　**5**

16 救急救命士が乳児に対して行う救急蘇生法について適切なの
はどれか。1つ選べ。

　　1．脈拍は上腕動脈で確認する。

　　2．胸骨圧迫の深さは約3cmである。

　　3．胸骨圧迫のみのCPRが推奨される。

　　4．アドレナリンの静脈内投与が適応になる。

　　5．胸骨圧迫の部位は両乳頭を結ぶ線の一横指上である。

　乳児の場合は上腕動脈にて脈拍確認する〔テキスト第9版上巻p.491〕。胸骨圧迫の深さは胸の厚さの約1/3であり，圧迫部位は胸骨の下半分である〔同p.494：表Ⅲ-2-27〕。薬剤投与の年齢基準はおよそ8歳以上である〔同p.557〕。また小児では呼吸停止が先行する場合が多く，成人のように心臓が原因で心停止になるのと異なるため〔同p.555〕胸骨圧迫のみのCPRでは不十分である。　　　**1**

68 午後 B

17 食事を喉に詰まらせたとの入電時に、胸骨圧迫を口頭指導すべき情報はどれか。1つ選べ。

1. 意識がない。
2. 顔色が悪い。
3. 咳をしている。
4. ゼーゼーいっている。
5. 早く浅い呼吸をしている。

[解答・解説]

　窒息によって意識がない場合はすでに心停止に至っている可能性が高いため，胸骨圧迫（CPR）を開始する〔テキスト第9版下巻 p. 1085〕。選択肢3，4，5は気道の完全閉塞ではないため心停止には至っていない。選択肢2の「顔色が悪い」というだけではそれがチアノーゼなのか，あるいは心停止による「顔色不良」なのかどうかの推測は難しい。しかし，選択肢1の（窒息が原因で）意識がないならば心停止はほぼ確実であるため，通話での状況判断という設問であれば正答は1とする。〔同 p. 1083-1085〕　　**1**

18 自己注射が可能なアドレナリン製剤の成人への用法・用量で正しいのはどれか。1つ選べ。

1. 0.3mg 筋肉内注射
2. 0.3mg 静脈内注射
3. 1mg 皮下注射
4. 1mg 筋肉内注射
5. 1mg 静脈内注射

　自己注射用アドレナリンキット（エピペン®）は成人（体重30kg 以上）では0.3mg，小児（体重15〜30kg 未満）では0.15mg を筋肉内に投与する。〔テキスト第9版上巻 p. 268, 同 p. 509-511〕　　**1**

19 左心不全に特徴的な徴候はどれか。1つ選べ。

1. 縮　瞳
2. 嗄　声
3. 浮　腫
4. 腹部膨満
5. 断続性ラ音

　左心不全と右心不全の症状の違いは頻出傾向にある。左心，右心それぞれの上流を循環する臓器障害の症状が出る。つまり左心不全であればその手前を循環する肺の症状〔呼吸困難，肺うっ血による肺水腫（断続性ラ音）〕があり，右心不全であれば体表面の浮腫や消化管うっ血による腹部膨満，食欲不振などがみられる。〔テキスト第9版下巻 p. 601-602〕　　**5**

20 吸気性喘鳴を伴う呼吸不全を来すのはどれか。1つ選べ。

1. 過換気
2. 自然気胸
3. 気管支喘息
4. 急性喉頭蓋炎
5. 肺血栓塞栓症

[解答・解説]
　吸気性呼吸困難＝吸気時の雑音（喘鳴など）＝吸気の延長と理解する（「吸気」を「呼気」に置き換えても可）。また，吸気性の場合は上気道病変であり，呼気性の場合は下気道病変と覚えておく。気管支喘息は下気道病変であるため典型的には呼気の延長，呼気時の雑音（乾性ラ音）であり，喉頭蓋では上気道であるため吸気時の雑音を聴取する。〔テキスト第9版下巻 p. 667-668：表Ⅲ-4-26〕　　**4**

21 呼吸停止が原因となって心停止を来すのはどれか。1つ選べ。

1. 電撃症
2. 低体温症
3. 高位頸髄損傷
4. 肺血栓塞栓症
5. 大動脈瘤破裂

　脊髄の横断性損傷の特徴は損傷脊髄レベルより下での運動・知覚麻痺が起こることである。下位頸髄では肋間神経麻痺にて胸郭の動きは妨げられるが横隔膜の運動は保たれる。しかし，高位(上位)頸髄，とくに第3～5頸髄から横隔膜を動かす神経が出ているため，この部位での損傷は横隔膜，胸郭ともに動かなくなるため呼吸停止の原因となる。〔テキスト第9版下巻 p. 595：表Ⅲ-3-3〕　　**3**

22 髄膜刺激症候に含まれるのはどれか。1つ選べ。

1. 片麻痺
2. 項部硬直
3. 瞳孔不同
4. 意識障害
5. クッシング徴候

　髄膜刺激症候〔テキスト第9版上巻 p. 415〕は炎症や血液の刺激により出現する症状であり項部硬直を呈する〔同 p. 415：図Ⅲ-2-11〕。原因は髄膜炎かくも膜下出血の2つである。片麻痺や瞳孔不同は，脳の局在病変が原因で出現する。意識障害の原因病態は多岐にわたる。クッシング徴候とは頭蓋内圧亢進時に収縮期血圧上昇と徐脈を呈するものである。〔同下巻 p. 619〕　　**2**

70　午後Ｂ

23 喀血傷病者で最優先するべき確認事項はどれか。１つ選べ。
1．血　圧
2．呼吸数
3．呼吸音
4．SpO$_2$値
5．気道の開通

[解答・解説]
　すべての傷病者において初期評価で最優先されることは生命危機が切迫しているかどうかの確認である。選択肢はすべてバイタルサインとして重要項目であるが，とくに喀血（気道内出血）の場合は気道閉塞の危険性があるため，まず最初に気道の開通性の確認が最優先される。〔テキスト第9版上巻p. 398〕**5**

24 結膜黄染を認める吐血傷病者で疑うべき疾患はどれか。１つ選べ。
1．胃潰瘍
2．急性膵炎
3．食道静脈瘤
4．十二指腸潰瘍
5．マロリー・ワイス症候群

　吐血の原因疾患〔テキスト第9版下巻p. 694-695：表Ⅲ-4-40〕は多岐にわたるが，黄疸（眼球結膜黄染）が認められれば肝硬変の存在も疑われるため門脈圧亢進による食道静脈瘤の存在を考える〔同p. 786〕。その他の選択肢は通常，黄疸は認めない。**3**

25 小児気管支喘息発作で最も重篤な徴候はどれか。１つ選べ。
1．興　奮
2．陥没呼吸
3．呼吸数増加
4．チアノーゼ
5．高度な喘鳴

　午後Ｂ問題　問25は，複数の正答肢があるため，正答肢はいずれも正解とする採点上の扱いがとられた。

　選択肢はすべからく小児気管支喘息発作で重篤な症状である。どれが一番重篤であるかどうかの判断は難しい。テキスト第9版下巻p. 873：表-5-51に重症度の記載はあるが陥没呼吸もチアノーゼもどちらも重篤なランク（呼吸不全）に位置する症状である。回答に窮するが，チアノーゼは大発作で「可能性あり」であるが，呼吸不全にて「あり」と記載されている。陥没呼吸よりチアノーゼのほうが幾分重みを含ませるような表現なのでやむなくこれを正答とする。**2，4**

26 アナフィラキシーでみられる症候はどれか。1つ選べ。

1．便　秘
2．鼻　閉
3．発　熱
4．片麻痺
5．血圧上昇

[解答・解説]

> 午後B問題 問26は，必修問題としては難易度が高いため，正解した受験者については採点対象に含め，不正解の受験者については採点から除外する採点上の扱いがとられた。

　近年，エピペン®の使用法，適応なども含めてアナフィラキシー関連は毎回出題される。発症までに時間の短いものほど緊急性が高い。アナフィラキシーはアレルギー(Ⅰ型)疾患なので蕁麻疹様皮疹，皮膚発赤，また呼吸器症状として鼻閉などもみられるが，喉頭浮腫による喘鳴は窒息の危険があるため見逃さない。〔テキスト第9版下巻 p. 821：表Ⅲ-5-38〕　　**2**

27 成人の片側大腿骨骨幹部骨折（閉鎖性）の推定出血量はどれか。1つ選べ。

1．100mℓ
2．300mℓ
3．500mℓ
4．1,500mℓ
5．2,500mℓ

　観察による出血量の推定は重要であり頻出傾向にある。とくに体表面から観察できない内出血量の推定は搬送先の選定に必要である。テキスト第9版下巻 p. 1003：図Ⅲ-6-50は覚えておく。〔同 p. 1003〕　　**4**

28 外傷傷病者に対する現場活動について適切なのはどれか。1つ選べ。
1．呼吸状態に異常がなければ、酸素投与は必要ない。
2．循環に異常があれば、初期評価で血圧を測定する。
3．活動性の外出血があれば、まず直接圧迫止血を行う。
4．気道確保困難の場合、初期評価完了後に搬送を開始する。
5．ヘルメットを装着している場合は、ヘルメットを外してから頸椎保護を開始する。

[解答・解説]
　まず気道確保を行うが、ヘルメット装着者では呼吸の確認が困難なので頸椎保護をしながらヘルメットを外す。呼吸状態に異常がなくとも初期評価時に高流量酸素を投与する。また、活動性出血があればすぐに圧迫止血を指示する。循環状態の確認は橈骨動脈の触知や前腕皮膚の冷汗、湿潤の有無などにてショックの判断をする。初期評価の段階では心肺危機が切迫しているかどうかを迅速に判断し、血圧測定は以後の全身観察で行う。〔テキスト第9版下巻p. 951-959〕　　　　**3**

29 外傷に伴うショックについて正しいのはどれか。1つ選べ。
1．心タンポナーデでは胸腔内圧が上昇する。
2．頭蓋内出血は出血性ショックの原因となる。
3．神経原性ショックでは末梢血管が拡張している。
4．出血性ショックでは早期から血圧低下が認められる。
5．緊張性気胸は血液分布異常性ショックに分類される。

　ショックの分類、病態、症状は毎回確実に出題される。心外閉塞・拘束性ショックには心タンポナーデ、緊張性気胸などが分類される。前者は心嚢内圧の上昇であり、胸腔内圧上昇をきたすのは後者である。頭蓋腔内の容積は少ないため、ここでの出血は出血性ショックを起こす前に脳ヘルニアで死亡する。出血性ショックでは血圧低下に先立ち頻脈がみられるのが特徴である。末梢血管が拡張して皮膚温が温かくなるショックとして、脊髄損傷（神経原性ショック）と敗血症性ショックを覚えておく。〔テキスト第9版下巻p. 604-615：表Ⅲ-3-14〕　　**3**

30 熱中症について正しいのはどれか。1つ選べ。

1．Ⅰ度では意識清明である。

2．熱射病はⅡ度に相当する。

3．Ⅲ度は高齢者よりも未成年者に多い。

4．湿度が低い時に多く発生する。

5．高齢者の熱中症は主に屋外で発生する。

[解答・解説]

　熱痙攣，熱失神が熱中症Ⅰ度に分類され，発汗，筋肉の痙攣，めまいなどを訴えるが意識障害はない。軽重にかかわらず，意識障害をきたせばⅡ度であり，熱疲労がこれにあたる。熱射病はⅢ度に相当する。湿度が高い場合は汗の蒸散が少なくなり気化熱による体温下降が妨げられる。高齢者では「屋内での発生が半数を占める」とある〔テキスト第9版下巻p. 1092〕。〔テキスト第9版下巻p. 1992-1099〕　　　　　　1

C

1 35歳の男性。作業中に右手をハチに刺された。冷水で冷やしていたが、かゆみを伴った皮疹が出現し、咳と呼吸苦とを訴えて救急要請した。

救急隊到着時観察所見：意識 JCS 10。呼吸数30/分。脈拍120/分、整。血圧80/60mmHg。右の手背は赤く腫脹、全身の皮膚は紅潮して蕁麻疹を認める。以前にハチに刺されて同様の症状がみられたが、自己注射用アドレナリンは所持していないと聴取した。

この傷病者に対して行う適切な救急救命処置はどれか。1つ選べ。

1．乳酸リンゲル液の投与
2．血糖測定器を用いた血糖測定
3．気管内チューブによる気道確保
4．バッグ・バルブ・マスクによる換気補助
5．同僚に処方された自己注射用アドレナリンの投与

［解答・解説］
　蜂毒に対するアナフィラキシーを呈した傷病者への適切な対応が問われている。頻脈・血圧低下があり、ショック状態（循環不全）である。静脈路確保と乳酸リンゲル液を用いた輸液について考慮してよいであろう。
　低血糖を疑う状況ではなく、血糖測定の必要はない。心肺停止状態ではなく、気管内チューブによる気道確保の適応はない。他人に処方された自己注射用アドレナリンを使用するのは不適切である。
　咳、呼吸苦を認め、30/分の頻呼吸である。呼吸不全と判断すれば、バッグ・バルブ・マスクでの換気補助の適応としてもよいであろう。呼吸不全と循環不全をともに認める場合、まず呼吸不全への対応を優先すると考えれば、4が正解でもよいと考える。〔テキスト第9版下巻p. 820-822〕　　　　1

2 48歳の男性。シートベルトを装着して乗用車の後部座席に乗車中、車が電柱に正面衝突して受傷した。

救急隊到着時観察所見：意識清明。呼吸数28/分。脈拍116/分、整。血圧110/64mmHg。顔面は蒼白で苦悶様である。腹部全般に持続性の腹痛を訴えている。救急外来搬入時の腹部の写真（別冊 No. 3）を別に示す。

この傷病者の腹部所見として可能性が高いのはどれか。1つ選べ。

1．筋性防御
2．皮下気腫
3．腸蠕動音の亢進
4．腹壁静脈の怒張
5．拍動性の腹部腫瘤

別　冊
No. 3　写　真

[解答・解説]
　正面衝突事故により、後部座席でシートベルトを装着していた男性が負傷、腹部全体の持続的な痛みを訴えている。救急外来搬送時の写真では、臍の高さで横走する皮下出血斑を認める。出血斑の位置からシートベルト痕であり、同部に大きな力が加わったことが推定できる。シートベルトと脊柱との間に挟まれて損傷しやすいのが腸管と腸間膜である。

　腸管が破裂すれば、内容物が漏れ、汎発性腹膜炎となり、腹膜刺激症状として筋性防御が出現する。腹部全般の持続性の腹痛は、これを示唆している。腸間膜が損傷すれば、大量に出血する。頻脈、顔面の蒼白などはこれを示唆している。

　皮下気腫は、外傷などによる気胸やガス産生細菌による軟部組織感染症などで生じるが、これらを示唆する状況ではない。腸管損傷による汎発性腹膜炎であれば、腸管の蠕動運動は低下し、腸蠕動音は減弱する。腹壁静脈の怒張は、肝硬変などに伴う門脈圧の亢進で生じる。拍動性の腹部腫瘤は、腹部大動脈瘤などで生じる。〔テキスト第9版下巻 p. 993〕　　　　1

3 57歳の男性。駅のホームで卒倒し救急要請された。目撃者がAEDによる電気ショックを行った。

　救急隊到着時観察所見：意識 JCS 300。QRS 波形を認めるも頸動脈拍動を触知しないため、CPR を実施する。医師の指示下にアドレナリンの投与を行った。

　CPR 中の心電図モニター波形確認間隔として適切なのはどれか。1つ選べ。
1．5〜10秒
2．1分
3．2分
4．3分
5．5分

[解答・解説]
　心停止傷病者への心肺蘇生（CPR）の手順が問われている。CPR 中は、2分ごとに心電図モニター波形の確認を行う。〔テキスト第9版上巻 p. 548〕　**3**

4 80歳の男性。帰国の際に航空機から降りるために立ち上がったところ、突然呼吸困難が出現したため救急要請された。

　救急隊到着時観察所見：意識 JCS 2。呼吸数30/分。脈拍120/分、整。橈骨動脈は微弱。四肢は冷たく、発汗が著明である。頸静脈は常に視認できる。胸部聴診上、ラ音を聴取せず、呼吸音に左右差を認めない。

　この病態として最も考えられるのはどれか。1つ選べ。
1．敗血症性ショック
2．神経原性ショック
3．アナフィラキシーショック
4．心外閉塞・拘束性ショック
5．循環血液量減少性ショック

　航空機での帰国である。座席シートに座ったまま長時間を過ごしたであろう。一定の姿勢を長時間維持した後に身体を動かし、その後、呼吸困難を生じた場合、肺血栓塞栓症を疑う。身体を動かさないことで下肢の静脈の流れが滞り、下肢の深部静脈や骨盤静脈などに血栓が形成される。その後、身体を動かした際に血栓が遊離し、血流にのり、右房、右室を通過し、肺動脈に詰まるのである。肥満、経口避妊薬の内服、ホルモン療法、外傷などはそのリスクを高める。血栓が大きいと肺循環は障害され、ショック状態に陥る。心外閉塞性ショックである。心臓への還流障害により頸静脈は怒張する。

　敗血症性ショックであれば発熱や数日前からの体調不良の情報がある。神経原性ショックであれば四肢は温かく頸静脈はむしろ虚脱している。アレルゲンの摂取などのアナフィラキシーを疑う状況はない。循環血液量減少性ショックであれば頸静脈はむしろ虚脱する。〔テキスト第9版下巻 p. 613〕　**4**

5 80歳の男性。突然呂律が回らなくなったため救急要請された。
救急隊到着時観察所見：意識 JCS 200。呼吸数12/分。脈拍
64/分、整。血圧200/100mmHg。SpO$_2$値96％。両側瞳孔は著明
に縮瞳していた。
　この傷病者の病変部位として最も疑われるのはどれか。図
（別冊 No. **4**）から1つ選べ。

1．A
2．B
3．C
4．D
5．E

別　冊
No. 4　図

[解答・解説]
　突然の呂律障害と JCS 三桁の
意識障害が生じ，血圧も高い。
脳血管疾患の可能性を第一に考
える。両側瞳孔が著明に縮瞳し
ていることから橋出血を考える。
　なお，縮瞳していれば橋出血
を考えるが，橋出血のすべてで
縮瞳するわけではない。正常径
であったり，散瞳であったりす
る場合も多い。橋出血の発症時
の症状は，頭痛，嘔吐，めま
い，麻痺，意識消失などが多
く，呂律障害は少ない。〔テキス
ト第9版下巻 p. 718〕　　　**3**

6 46歳の男性。1か月前から空腹時にお腹の痛みがあった。仕事中に突然、腹部の激痛が出現し救急要請した。

救急隊到着時観察所見：意識清明。呼吸数24/分。脈拍98/分、整。血圧120/76mmHg。腹部は板状硬で圧痛を伴う。

最も考えられる疾患はどれか。1つ選べ。

1．胆石症
2．尿管結石
3．イレウス
4．急性心筋梗塞
5．十二指腸潰瘍穿孔

[解答・解説]

空腹時の腹痛が続き、それが急激に激痛へと変わっている。傷病者のバイタルサインは比較的安定しているが、腹部は板状硬で圧痛があり、急性腹膜炎の症状を呈している。この場合、まず十二指腸潰瘍穿孔を疑う。

十二指腸潰瘍は、20〜40歳台の男性に多く、心窩部から右季肋部にかけてシクシクとした痛み、不快感などが生じる。胃潰瘍の痛みは食後に多いのに対し、十二指腸潰瘍では空腹時に多いのが特徴的である。潰瘍が深くなり十二指腸壁を貫通すると腸管内容物が漏れ、急性腹膜炎となり、腹膜刺激症状が出現する。

胆石症では、食後30分〜2時間程度して痛みを生じることが多く、腹膜刺激症状は乏しい。尿管結石は、突然の腹痛の原因となるが、食事との関連性は乏しい。急性心筋梗塞は腹膜刺激症状と関連しない。イレウスは、腸管麻痺のことを指し（「イレウス」の定義が近年変更されつつある）、急性腹膜炎などによって生じる。そのため設問の傷病者にイレウスが生じていることも否定できないが、十二指腸潰瘍穿孔の結果として生じるものであり、正答は5である。

〔テキスト第9版下巻 p. 780〕**5**

7 20歳の男性。突然の息苦しさと右胸背部痛とを訴えて救急要請した。

　救急隊到着時観察所見：意識清明。呼吸数24/分。脈拍90/分、整。血圧130/80mmHg。体温36.0℃。SpO$_2$値92％。顔色良好。痩せ型である。頸静脈怒張は認めない。胸部聴診上、呼吸音は肺雑音はないが右で減弱している。触診上、皮下気腫を認めない。

　この傷病者で最も考えられる疾患はどれか。1つ選べ。

1．肺　炎
2．肺結核
3．自然気胸
4．緊張性気胸
5．肺血栓塞栓症

［解答・解説］
　若い痩せ型の男性が突然の息苦しさと胸背部痛を訴え、頻呼吸と酸素飽和度の低下を認める。この場合、自然気胸の可能性を考える。自然気胸は、肺の気腫性嚢胞（肺の一部が風船のように膨らむ）の破裂によって、肺内の空気が胸腔に漏出することにより生じる。咳嗽、スポーツなどが誘因となる。若い痩せ型の男性に多い。空気の漏出量、肺の虚脱の程度によって、軽い胸痛程度の症状にとどまるものから、呼吸困難、チアノーゼ、低酸素血症など呼吸不全にまで至るもの、さらには緊張性気胸と呼ばれる循環不全を伴うものまでがある。

　肺炎、肺結核であれば、突然の症状の出現はまれで、体温も上昇しているのが一般的である。前述のとおり自然気胸によって緊張性気胸にまでなる場合もあるが、この傷病者の循環状態は安定しており緊張性気胸に至っているとはいえない。肺血栓塞栓症では頸静脈怒張を認めることが多く、呼吸音に左右差は生じない。〔テキスト第9版下巻 p. 667、同 p. 741〕　**3**

82　午後 C

8　26歳の女性。下腹部痛を訴え、性器出血があったため家族が救急要請した。

救急隊到着時観察所見：意識 JCS 1 桁。呼吸数30/分。脈拍120/分、整。血圧80/60mmHg。顔面蒼白であり、最終月経は 6 週間前であった。昨日、市販の妊娠判定試薬で陽性であったという。

可能性が高い疾患はどれか。 1 つ選べ。

1．子　癇
2．切迫早産
3．切迫流産
4．前期破水
5．異所性妊娠破裂

[解答・解説]

　妊娠反応陽性（妊娠初期）の女性に，下腹部痛，性器出血を認める。頻脈，血圧低下，顔面蒼白を認めショック状態である。この場合，異所性妊娠（子宮外妊娠）の破裂の可能性を考える。子宮以外での妊娠では，通常，満期まで妊娠を継続することができず，最終的には破裂または自然消失する。卵管での妊娠は，突然破裂し腹腔内に大量の出血をきたしやすい。

　子癇は，妊娠高血圧症候群の重篤な症状の一つであり，突然の意識消失と痙攣を特徴とし，妊娠中期以降に発生する。切迫早産とは，妊娠22〜37週未満で分娩（早産）に至る危険性が高くなった場合をいう。妊娠22週未満に，妊娠が終わること（児娩出）を流産というが，切迫流産とは，流産の危険が高いが，まだ胎児が子宮内にとどまっており妊娠継続の可能性が残されている状態をいう。前期破水とは，陣痛開始前に破水（分娩期に卵膜が破れ羊水が流出すること）することをいう。〔テキスト第 9 版下巻 p. 898-899, 同 p. 903〕

5

9 30歳の男性。3階のベランダからコンクリートの地面に墜落し、倒れているところを発見されて救急要請された。

救急隊到着時観察所見：意識 JCS 1。呼吸数28/分。脈拍120/分、整。血圧70/40mmHg。体温36.0℃。SpO₂値98％。顔面蒼白で皮膚湿潤あり。頸静脈怒張なし。胸部聴診上、呼吸音清、左右差なし。胸部触診上、皮下気腫、圧痛を認めない。打撲した左腰部の痛みを訴える。左腸骨稜に打撲痕と皮下出血とを認める。下肢の運動感覚障害はない。

この傷病者に対する現場活動について適切なのはどれか。1つ選べ。

1．神経原性ショックを疑う。
2．高濃度酸素吸入は必要ない。
3．骨盤動揺性の確認が必要である。
4．心停止前の輸液の指示要請を行う。
5．ログロールを行い背面観察をする。

[解答・解説]
　墜落外傷の傷病者に対する適切な現場活動が問われている。頻脈，血圧低下を認め，顔面蒼白で皮膚の湿潤もある。ショック状態である。胸部に明らかな異常はないが左腰部の痛みと骨盤の打撲痕などを認める。この場合，左腎や骨盤などの損傷による出血を原因とする循環血液量減少性ショックを考える。心停止前の静脈路確保と輸液の実施について考慮し，医師に指示要請するのも一つの活動であろう。

　下肢の運動感覚障害はなく，脊髄損傷を疑う状況ではない。頻脈でもあり，神経原性ショックではない。ショック状態であり，高濃度酸素投与の適応である。骨盤損傷の可能性は高く，骨盤動揺性の確認は避ける。また，ログロールも避ける。双方とも骨盤損傷部からの出血を助長する危険がある。〔テキスト第9版下巻 p. 953-959〕　　**4**

84　午後C

10 70歳の女性。うつ病で治療中であった。自宅で何かを服用し意識障害が出現したため夫が救急要請した。

　救急隊到着時観察所見：意識 JCS 30。呼吸数28/分。脈拍48/分、整。血圧100/50mmHg。体温36.0℃。SpO$_2$値98％。著明な縮瞳があり、流涎と流涙とを認める。皮膚は湿潤していて、発汗が著明である。現場に刺激臭のする嘔吐物が残っている。

　この傷病者が服用した中毒物質で最も疑わしいのはどれか。1つ選べ。

　　1．睡眠薬
　　2．パラコート
　　3．界面活性剤
　　4．三環系抗うつ薬
　　5．有機リン系殺虫剤

[**解答・解説**]

　身体所見から中毒物質を推定させる問題である。著明な縮瞳，流涎（よだれを垂れ流すこと），流涙，発汗を認め，嘔吐物に刺激臭がある。有機リン中毒を疑う。有機リンの服用により，ムスカリン作用として，縮瞳，腹痛，下痢，嘔吐，流涎，流涙，気道分泌亢進，気道攣縮，発汗過多などが出現する。また，不穏，錯乱，興奮などの中枢神経障害も伴う。殺虫剤などに含まれる。

　睡眠薬では縮瞳，流涎，流涙などは通常認めない。パラコートは緑色の液体の除草剤であり，服毒によって口唇，舌，皮膚，衣服などが緑色に着色される。含有する嘔吐剤により強い悪心，嘔吐を認める。界面活性剤は，農薬，洗剤などに含まれ，経口摂取により口腔～咽頭の疼痛，嘔吐，腹痛，下痢などを生じる。三環系抗うつ薬では，不整脈や心不全などの循環障害と，昏睡，痙攣などの中枢神経障害を生じる。〔テキスト第9版下巻 p. 1068〕　　**5**

D

1 65歳の男性。震災により倒壊した家屋の下敷きとなっていた
が、通りかかった救急隊を家族が呼び止めた。

　救急隊到着時観察所見：意識 JCS 2。呼吸数36/分。脈拍
128/分、不整。血圧84/56mmHg。SpO$_2$値97％。倒壊から 3 時
間経過しているが救出にはまだ時間を要する見込みである。な
お、これは応援救急隊として被災地に出動して遭遇した事案で
あり、電話回線は不通となっている。

　応援救急隊の活動について適切なのはどれか。 1 つ選べ。

　　1．現地の救急隊に連絡して傷病者対応を引き継ぐ。

　　2．特定行為を行う場合は現地の MC 医師の指示の下で行う。

　　3．医師と連絡がつかなければ特定行為の実施は断念する。

　　4．この救急活動記録は現地の消防本部に提出する。

　　5．応援救急隊による救急出動件数は現地の消防本部に計上
　　　される。

[解答・解説]

　午後 D 問題 問 1 は，難易
度が高く正解を導くのが困難
なため，正解した受験者につ
いては採点対象に含め，不正
解の受験者については採点対
象から除外する採点上の扱い
がとられた。

　応援救急隊として活動する際
の基本指針を問う設問。平成28
年熊本地震では，九州・四国・
西日本の各自治体から緊急消防
援助隊が熊本県へ派遣された。
その規模は 4 月14〜27日の 2 週
間で1,400隊（約5,000名）にの
ぼるが，被災地域における指示
要請および救急搬送は円滑に行
われた。これは熊本県 MC お
よび地域中核医療機関，熊本市
消防局の迅速な連携によるとこ
ろが大きい。しかし，一部の地
域では通信が途絶するなど混乱
も生じたことから，「平成28年度
救急業務のあり方に関する検討
会報告書（平成29年 3 月）」の報
告を受けて，消防庁は「応援救
急隊における救急業務の実施に
ついて（消防救第47号，平成29
年 3 月30日）」を通達している。
要点は，①特段の指示がなけれ
ば，所属（派遣元）MC が定め
るプロトコールに基づいて救急
救命活動を実施すること（選択
肢 1），②連絡先を指定される
までは，所属（派遣元）MC 医
師から指示要請を受けること
（選択肢 2），③救急活動記録は
所属（派遣元）消防本部の様式
で作成すること（選択肢 4），④
これら出動件数は被災地域の所
轄消防本部に計上すること（選
択肢 5），である。また，厚生
労働省は平成28年 4 月18日付の
事務連絡において「通信事情等
の問題から医師の具体的指示が
得られない場合は，特定行為を
行っても違法ではない」とする
見解を表明している（選択肢
3）。〔テキスト第 9 版上巻 p. 295-
311〕

2　二次事後検証会議に下記の事例が報告された。

　　事例：88歳の女性。食事中に窒息し救急要請された。救急隊は直ちに胸骨圧迫を開始し、喉頭展開によって異物は除去できた。バッグ・バルブ・マスク換気で両側の呼吸音が聴取できた。続いて気管挿管を行い、まもなく自己心拍が再開した。カプノメータで呼気CO_2は検知できたが、バッグ・バルブ換気（酸素10ℓ/分）でSpO_2値90％前後であった。約40分後に救急外来で撮影された胸部エックス線写真では右上葉と左肺との無気肺を認め、右気管支挿管が指摘されている。

　　この検証会議のコメントとして適切なのはどれか。**2つ選べ**。

　1．気管挿管後の聴診を徹底させる。

　2．カプノメータ測定の理解を深める。

　3．一次検証で済ませてよい事例である。

　4．ヒヤリハット事例として報告させる。

　5．SpO_2低値の原因は気道異物の可能性が高い。

[解答・解説]

　気管挿管後のアクシデント対応を問う設問。右上葉気管枝は右主気管支からすぐに分枝するため、右片肺挿管では右上葉にも無気肺を生じることがある（選択肢5）。気管挿管では気管チューブの門歯位置を確認するとともに、5点聴診に加えて左右腋窩でも聴診を行って、呼吸音に左右差がないことを確認する（選択肢1）。無気肺では肺内シャントによって低酸素血症を生じるが、動脈血二酸化炭素分圧は肺内シャントが末期となるまで上昇しないため、カプノメータからは片肺挿管かどうか判断できない（選択肢2）。この事例は、すでに解剖学的・生理学的異常（無気肺および低酸素血症）を生じており治療が必要であることから、アクシデントに分類される（選択肢4）。医学的見地から、医行為を検証する二次検証が必要である（選択肢3）。〔テキスト第9版上巻p. 364-365, 同p. 439, 同p. 478：図Ⅲ-2-42,同下巻p. 592, 同p. 1085〕

1，2

3 70歳の男性。自宅で嘔吐とともに大量の血を吐いて倒れたため、家族が救急要請した。

救急隊到着時観察所見：意識 JCS 30。呼吸数 8/分。脈拍 120/分、不整。血圧80/60mmHg。SpO$_2$値90％。周囲に鮮紅色の吐物が大量にあり、口腔内にも血性の食物塊を認める。皮膚の黄染、手掌紅斑および腹部膨隆を認める。

救急隊員の対応について適切なのはどれか。**2つ選べ**。

1. ゴーグルを着用する。
2. N95マスクを着用する。
3. シューズカバーを着用する。
4. 救急車内の清拭にはグルコン酸クロルヘキシジンを用いる。
5. 処置に用いた金属製の器具は次亜塩素酸ナトリウムで消毒する。

[解答・解説]

感染防止策を問う設問。呼吸数，血圧は呼吸困難の重症度・緊急度判断で重症以上の所見である。吐血・喀血の区別は実際の救急現場では困難な場合が多い（午後D問題　問21を参照）。鮮紅色血液は喀血を疑う所見であるが，全身観察から傷病者には肝機能障害（肝硬変）があり，口腔内に食物塊を認めることから，食道静脈瘤破裂を念頭に置いて活動を行う。多量の出血（吐血）がある場合は，感染経路別予防策（接触感染予防策）としてゴーグル（選択肢1），シューズカバー（選択肢3）を着用する。肝炎ウイルス感染も考慮する。一方，喀血傷病者は結核に感染している可能性があるため，標準予防策に加えて感染経路別予防策（空気感染予防策）としてN95マスク（選択肢2）を着用し，可能であれば傷病者にはサージカルマスクを着用させる。資器材を再使用する場合はできるだけオートクレーブ（高圧蒸気滅菌）を行い，高温で変性するゴム・樹脂製品などはグルタラールによる浸漬滅菌を行う。グルコン酸クロルヘキシジンは低水準消毒液であり，ウイルス感染を疑う場合の消毒には適さない（選択肢4）。次亜塩素酸ナトリウムは中水準消毒液であり，ウイルス感染を疑う場合の消毒に適しているが，金属変性作用が強いため，金属製資器材には使用できない（選択肢5）。〔テキスト第9版上巻p. 375, 同 p. 378：表Ⅲ-1-36, 同 p. 435：図Ⅲ-2-23, 同下巻 p. 672：表Ⅲ-4-29, 同 p. 673：表Ⅲ-4-30〕　　**1，3**

4 30歳の男性。Ⅱ型糖尿病で治療中の傷病者の意識が低下しているのを母親が発見し救急要請した。

救急隊到着時観察所見：意識 JCS 30。呼吸数24/分。脈拍80/分、整。血圧140/80mmHg。SpO$_2$値98％。冷汗あり。四肢の動きに左右差はない。

血糖測定に際し適切なのはどれか。**2つ選べ**。

1．母親に穿刺時の痛みや出血について説明する。
2．アルコールが乾燥する前に穿刺する。
3．手指の爪脇で穿刺を行う。
4．血液を強く搾り出す。
5．使用後の試験紙は一般廃棄物として取り扱う。

［解答・解説］

　意識障害の病態を問う設問。意識状態を含むバイタルサインは意識障害の重症度・緊急度判断で中等症以下の所見である。意識障害を生じた糖尿病傷病者に，動悸あるいは気分不良，冷汗などを認める場合は低血糖発作を疑う。傷病者には血糖測定の適応がある。同意を得た後，傷病者本人および関係者にあらかじめ穿刺時の痛みや出血について説明しておく（選択肢1）。穿刺部位にアルコール消毒を行い，アルコールが乾いたことを確認してから穿刺を行う（選択肢2）。指尖部手掌側は毛細血管が豊富であり出血しやすいが，痛い。指尖部脇（爪脇）は出血しにくいが，痛みは少ない（選択肢3）。出血量が少ない場合は穿刺部全体をうっ血させる（選択肢4）。試験紙には血液が付着しているため，感染性廃棄物として専用容器に廃棄する（選択肢5）。〔テキスト第9版上巻 p. 434：図Ⅲ-2-22, 同 p. 451-455, 同 p. 514：図Ⅲ-2-60, 同下巻 p. 637：表Ⅲ-4-4〕

1，3

5 60歳の男性。自転車走行中に乗用車と衝突して受傷し救急要請された。

　救急隊到着時観察所見：意識 JCS 10。呼吸数32/分。脈拍120/分、整。血圧80/60mmHg。SpO$_2$値90%。左呼吸音の消失と皮下気腫とを認める。

　この病態に特徴的な観察所見はどれか。1つ選べ。

1．心尖拍動
2．項部硬直
3．奇異呼吸
4．結膜点状出血
5．左胸郭運動減少

[解答・解説]

　外傷の病態を問う設問。状況評価では，受傷機転（自転車と乗用車の衝突）から高リスク受傷機転と判断する。現場の安全を確認した後，用手的頸椎保護を行いながら15秒以内で初期評価（意識，呼吸，気道，脈，四肢冷感の有無，顔面蒼白の有無，重症感）を行う。準備ができたら速やかに10ℓ/分以上の高濃度酸素投与を行う。外傷の重症度・緊急度判断では呼吸数，血圧は重症以上の所見であり，ロードアンドゴーを適用する。全身観察では左呼吸音の消失および皮下気腫を認めるため，左外傷性気胸あるいは左緊張性気胸を疑う。緊張性気胸では患側の胸郭運動が減少する（選択肢5）。心尖拍動は左第5肋間に触れるが，痩せていない傷病者に視診で心尖拍動を認める場合は心疾患を疑う（選択肢1）。項部硬直は髄膜刺激症状の一つであり，髄膜炎やくも膜下出血で陽性となる（選択肢2）。奇異呼吸はフレイルチェスト（選択肢3），結膜点状出血は外傷性窒息（選択肢4）の所見である。〔テキスト第9版上巻 p. 129，同 p. 405-406，同 p. 415，同 p. 421，同 p. 433：図Ⅲ-2-21，同下巻 p. 932：表Ⅲ-6-2，同 p. 988-989〕　**5**

6 58歳の男性。職場で突然意識消失したため同僚が救急要請した。

救急隊到着時観察所見：意識 JCS 20。呼吸数12/分。脈拍100/分、整。血圧210/130mmHg。SpO$_2$値92％。職場の床上に仰臥位でおり、同僚が付き添っている。

この傷病者について、「救急振興財団：平成15年度 救急搬送における重症度・緊急度判断基準作成委員会報告書」における生理学的評価で重症以上と判断する項目はどれか。1つ選べ。

1．意識レベル
2．呼吸数
3．脈　拍
4．血　圧
5．SpO$_2$値

[解答・解説]

意識障害の病態および重症度を問う設問。状況評価では，突然の意識消失から脳卒中あるいは失神を疑う。意識レベル，呼吸数，脈拍，SpO$_2$値はいずれも意識障害の重症度・緊急度判断で中等症以下の所見である（選択肢1，2，3，5）が，著しい高血圧を認めることから重症以上と判断する（選択肢4）。傷病者は，発症の経過から脳卒中を発症した可能性が高い。頭痛や悪心・嘔吐，片麻痺の有無は不明であるが，著しい高血圧があることから出血性脳卒中（くも膜下出血または脳出血）を疑う。意識障害が悪化する場合は脳ヘルニアの発症に注意する。〔テキスト第9版上巻 p. 434：図Ⅲ-2-22，同下巻 p. 619，同 p. 623：図Ⅲ-3-11，同 p. 716〕

4

92　午後 D

7　43歳の女性。筋萎縮性側索硬化症で気管切開がされ、人工呼吸療法を自宅で行っている。人工呼吸器の動きが弱いとのことで救急要請された。

　救急隊到着時観察所見：意識 JCS 200。呼吸数8/分。脈拍100/分、整。血圧160/90mmHg。体温36.5℃。SpO₂値92％。気管切開カニューレから補助換気を開始したところ速やかに意識清明となった。

　この間に観察されるカプノグラムの推移はどれか。カプノグラム（別冊 No. 5）から1つ選べ。

　　1．A
　　2．B
　　3．C
　　4．D
　　5．E

┌─────────────────┐
│　　　別　冊　　　│
│　　　No. 5　　　│
│　カプノグラム　　│
└─────────────────┘

［解答・解説］

　カプノメータ波形（カプノグラム）を判断する設問。筋萎縮性側索硬化症では呼吸筋麻痺を生じるため，肺胞低換気による低酸素血症や高二酸化炭素血症を生じやすい。傷病者の多くは在宅人工呼吸療法を受けているが，人工呼吸器の不具合や接続不良などが原因で分時換気量が減少すると，低酸素血症あるいは高二酸化炭素血症による意識障害を生じる。初期評価における意識状態，呼吸数は意識障害の重症度・緊急度判断で重症以上の所見である。人工呼吸器の動きが悪いことと併せて，分時換気量低下（肺胞低換気）による意識障害の可能性が高い。しかし，SpO₂値は92％と中等症以下の所見であることから，原因は低酸素血症ではない。高二酸化炭素血症による意識障害を疑う。実際に，バッグ・バルブ・マスク補助換気による分時換気量増加に伴って，傷病者の意識障害は速やかに改善している。したがって，カプノグラムは，初期に派高が正常値よりも高く，次第に低下して正常となる B（選択肢2）を選ぶ。〔テキスト第 9 版上巻 p. 434：図 III-2-22, 同 p. 439-440, 同下巻 p. 592-593〕

2

8 28歳の女性。職場で同僚と口論になり突然呼吸困難と手足のしびれとを訴えたため救急要請された。

　救急隊到着時観察所見：意識清明。呼吸数30/分。脈拍80/分、整。血圧130/80mmHg。示指で測定したSpO$_2$値70％。呼吸音は正常。手指の所見の写真（別冊 No. **6**）を別に示す。

　この傷病者への対応について適切なのはどれか。**2つ選べ。**

　1．血圧の左右差を確認する。

　2．胸郭外胸部圧迫を開始する。

　3．耳朶でSpO$_2$を再測定する。

　4．ゆっくり呼吸をするように促す。

　5．深呼吸を数回繰り返すように促す。

```
別　冊
No. 6　写　真
```

[解答・解説]

　過呼吸傷病者の病態を問う設問。過呼吸の原因は多彩であるが，観察の結果，循環動態が安定しており，器質的疾患または代謝性疾患を疑う既往や身体所見を認めない場合は，過換気症候群と判断してよい。過換気症候群では，呼吸性アルカローシスから低カルシウム血症を生じるため，テタニー(助産師の手)のほかにも，意識消失，痙攣，不整脈などが起こる場合もある。初期評価における呼吸数および脈拍は，呼吸困難の重症度・緊急度判断で中等症以下の所見である。精神的ストレス（口論）を契機として呼吸困難を生じていること，テタニー(手足のしびれ)を認めることから，過換気症候群を疑う。過換気症候群では肺胞ガス交換能に異常はないので，SpO$_2$値は正常である（選択肢3）。示指のSpO$_2$値が低値（70％）であった理由はマニキュアであろう。ただし，SpO$_2$値が低値になるのは青，緑のマニキュアである。現場では傷病者の精神的不安やストレスを取り除き，ゆっくり息をするよう指導する（選択肢4）。酸素投与を行う必要はないが，禁忌というわけではない。傷病者によっては，酸素投与で精神的に安定する場合もある。ペーパーバッグ法はもはや推奨されない。〔テキスト第9版上巻 p. 435：図Ⅲ-2-23，同下巻 p. 743：表Ⅲ-5-10〕**3，4**

9 63歳の男性。統合失調症で通院中であった。朝起きてこないので妻が見に行くと、自室で倒れているのを発見し救急要請した。

救急隊到着時観察所見：意識 JCS 2。呼吸数16/分。脈拍64/分、整。血圧116/48mmHg。SpO$_2$値96％。救急車搬送中、突然反応がなくなった。その時の心電図モニター波形（別冊 No. 7）を別に示す。

まず行うべき対応はどれか。**2つ選べ**。

1．胸骨圧迫
2．血圧測定
3．瞳孔の確認
4．呼吸の確認
5．頸動脈の拍動触知

別　冊

No. 7

心電図モニター波形

[解答・解説]

意識障害の病態および重症度を問う設問。状況評価では，統合失調症があることから向精神薬の過剰摂取を念頭に置く。意識状態を含むバイタルサインは，いずれも意識障害の重症度・緊急度判断で中等症以下の所見である。しかし，搬送中，傷病者は突然反応がなくなった。心肺蘇生法のプロトコールに従って気道確保を行い，呼吸および脈の有無を確認する（選択肢4，5）。心電図では多源性の心室性不整脈を認める。心室頻拍/心室細動に移行しやすい危険な不整脈であるが，脈が触れるかどうかは心電図だけでは判断できない。〔テキスト第9版下巻 p. 771-772，同 p. 916，同 p. 1065-1066〕 **4，5**

10 32歳の女性。食事中に突然、喉に手をあて苦しみだしたため、家族が救急要請した。

救急隊到着時、傷病者は立位で、顔面が紅潮し声が出ない。家族の話では、妊娠9か月とのことである。

直ちに実施すべき処置として適切なのはどれか。**2つ選べ。**

1．指拭法
2．胸骨圧迫
3．背部叩打法
4．腹部突き上げ法
5．胸部突き上げ法

[解答・解説]

上気道異物（窒息）の処置を問う設問。傷病者の意識があり，気道の完全閉塞と判断した場合は，背部叩打法，あるいは腹部突き上げ法，胸部突き上げ法を行う。傷病者の意識があり，気道の不完全閉塞と判断した場合は，まず高流量酸素投与を行う。SpO_2値が維持できる場合は，安静を維持してそのまま搬送する。SpO_2値が著しく低い場合や，低下傾向にある場合は，背部叩打法，あるいは腹部突き上げ法，胸部突き上げ法を行う。処置中に傷病者が意識を失った場合は，直ちに仰臥位にして胸骨圧迫を開始する。この胸骨圧迫は気道異物除去を期待して行うもので，胸部突き上げ法と目的は同じである。傷病者は発声できないため気道の完全閉塞と判断する。直ちに背部叩打法，あるいは腹部突き上げ法，胸部突き上げ法を行う（選択肢3，4，5）。ただし，乳児および妊婦の気道異物では腹部突き上げ法は行わない（選択肢4）。〔テキスト第9版上巻p. 460，同下巻p. 1083-1085〕

3，5

11 80歳の男性。心不全で内服治療中である。3日前から風邪気味であったが、就寝2時間後から呼吸困難となり1時間続いているため家族が救急要請した。

　救急隊到着時観察所見：意識JCS3。呼吸数32/分。脈拍110/分、不整。血圧90/60mmHg。SpO$_2$値82％。呼吸音は断続性ラ音を聴取する。居間の椅子上に坐位でおり、家族が付き添っている。リザーバ付きフェイスマスクで酸素投与（10ℓ/分）したが、SpO$_2$値は86％であった。

　この傷病者への対応として適切なのはどれか。1つ選べ。

1．血糖値測定
2．胸郭外胸部圧迫
3．仰臥位に体位変換
4．心肺機能停止前の静脈路確保と輸液
5．バッグ・バルブ・マスクを用いた補助換気

[解答・解説]
　呼吸困難の病態を問う設問。夜間呼吸困難では心不全を念頭に置く。初期評価のうち，呼吸数は呼吸困難の重症度・緊急度判断で重症以上の所見である。直ちにリザーバ付きフェイスマスクで高流量酸素投与を行う。バイタルサイン測定においてSpO$_2$値低下，全身観察において起坐呼吸を認め，聴診で断続性（湿性）ラ音を聴取する。慢性心不全の増悪（両心不全）による呼吸困難として矛盾しない。慢性心不全の急性増悪では，左心不全と右心不全の所見を伴う両心不全を呈する。傷病者はキリップ分類Ⅲ〜Ⅳ型（全肺野に湿性ラ音，および心音でⅢ，Ⅳ音）に相当する左心不全を生じて，肺うっ血による呼吸困難から起坐呼吸となる。加えて，右心不全による頸静脈怒張，下腿浮腫，肝腫大などを生じる。心不全に輸液の適応はない（選択肢4）。肺うっ血を軽減するため，傷病者の体位は起坐位またはファウラー位とする（選択肢3）。リザーバ付きフェイスマスクによる高流量酸素を投与した結果，SpO$_2$値が90％以上になれば呼吸状態に注意しながらそのまま搬送してよいが，改善しない場合はバッグ・バルブ・マスクによる補助換気が必要となる（選択肢5）。ただし，補助換気を行う場合は仰臥位とするしかない。〔テキスト第9版上巻p. 435：図Ⅲ-2-23，同下巻p. 601-602，同p. 753：表Ⅲ-5-12〕

5

12 75歳の男性。食事中に椅子からくずれ落ちたため救急要請された。

救急隊到着時観察所見：意識 JCS 3。呼吸数16/分。脈拍90/分、不整。血圧180/96mmHg。体温36.2℃。SpO$_2$値96％。右上肢と右下肢とに麻痺を認める。右口角が下がり流涎を認める。

最も疑われる病変部位はどれか。1つ選べ。

1. 脳　幹
2. 右小脳
3. 左小脳
4. 右内包
5. 左内包

［解答・解説］

　脳卒中の病態を問う設問。意識状態を含むバイタルサインは意識障害の重症度・緊急度判断において中等症以下の所見である。①突然の，顔面，上下肢の，とくに一側に限局したしびれや脱力，②突然の，片眼や両眼の視力異常，③突然の，言語理解や会話の混乱，④突然の，歩行障害，めまい，バランス障害，不器用さ，⑤突然の，かつてない激しい頭痛，のいずれかを認める場合は脳卒中を疑う。シンシナティ病院前脳卒中スケール（CPSS）は脳卒中の可能性を判断するために行う。顔のゆがみ，上肢挙上，構音障害の3項目のうち1つでも陽性であれば脳卒中の可能性がある。構語障害の有無は不明であるが，傷病者には右顔面神経麻痺および右上下肢の片麻痺（右片麻痺）を認める。CPSSは2項目が陽性であり，脳卒中の可能性が高い。意識障害が軽いこと，著明な高血圧がないこと，頭痛や悪心・嘔吐がないこと，不整脈を認めることから，（心原性）脳塞栓を疑う。脳幹の脳卒中では四肢麻痺（まれに交叉性片麻痺）を生じる（選択肢1）。小脳の脳卒中では麻痺を生じない（選択肢2，3）。テント上の脳卒中では対側の片麻痺を生じる（選択肢4，5）。〔テキスト第9版上巻 p. 434：図Ⅲ-2-22, 同下巻 p. 656：表Ⅲ-4-18, 同 p. 720〕

5

13 75歳の男性。COPD〈慢性閉塞性肺疾患〉のため在宅酸素療法中である。湿性咳嗽、呼吸困難および著明な冷汗があり家族が救急要請した。

　救急隊到着時観察所見：意識 JCS 2。呼吸数36/分。脈拍124/分、整。血圧146/76mmHg。体温38.4℃。SpO₂値85％。

　搬送先の病院で、まず行われると予想される検査はどれか。

2つ選べ。

1．肺機能検査
2．気管支鏡検査
3．肺動脈造影検査
4．動脈血液ガス検査
5．胸部エックス線検査

[解答・解説]

　COPD傷病者に生じた呼吸困難の病態を問う設問。ふつう，在宅酸素療法を受けるCOPD傷病者のSpO₂値は90％前後で推移する。肺胞低換気による低酸素血症および高二酸化炭素血症が普段からあるため，誤嚥や肺炎などによる無気肺から肺内シャントを生じると，呼吸状態が急速に悪化する。呼吸数，脈拍，SpO₂値は呼吸困難の重症度・緊急度判断で重症以上の所見である。酸素投与量の増量，あるいはバッグ・バルブ・マスクによる補助換気が必要である。SpO₂値は可能であれば90％前後を目標にする。医療機関では緊急検査として胸部Ｘ線撮影を行って肺炎の診断を行う（選択肢5）。緊急検査として動脈血液ガス分析を行って肺のガス交換能を評価したうえで，呼吸管理方法を決定する（選択肢4）。特殊検査として喀痰および血液の細菌培養を行って肺炎の起因菌を同定する。肺動脈造影検査は肺血栓塞栓症の診断のために行う（選択肢3）。気管支鏡は気管支異物や喀血の治療で行う（選択肢2）。肺機能検査はスクリーニング検査であり緊急時には行わない（選択肢1）。
〔テキスト第9版上巻 p. 279-282, 同 p. 435：図Ⅲ-2-23, 同下巻 p. 594, 同 p. 732〕　**4，5**

14 32歳の女性。2〜3日前から感冒様症状があった。夕方より、唾液を飲み込めず、息苦しいと訴えていた。意識低下を来したため家族が救急要請した。

救急隊到着時観察所見：意識JCS 20。呼吸数40/分、浅表性。脈拍120/分、整。血圧168/96mmHg。SpO$_2$値88％。3年前に重症筋無力症と診断され、服薬治療中とのことである。

救急隊が酸素を6ℓ/分で投与したところ、意識JCS 100、SpO$_2$値89％となった。

この傷病者に対する適切な対応はどれか。1つ選べ。

1．下顎挙上
2．口腔内吸引
3．エアウエイ挿入
4．投与酸素の増量
5．バッグ・バルブ・マスクによる換気補助

[解答・解説]

上気道感染から生じた呼吸困難の病態と処置を問う設問。唾液を飲み込めず（流涎），呼吸困難があることから急性喉頭蓋炎を疑う。呼吸数およびSpO$_2$値は呼吸困難の重症度・緊急度判断で重症以上の所見である。直ちにリザーバ付きフェイスマスクで酸素投与（6ℓ/分）を行った。ところが（酸素投与初期は一過性にSpO$_2$値が改善したが）SpO$_2$値は低く，意識状態はさらに悪化した。傷病者は重症筋無力症の治療中であり，普段から肺胞低換気による高二酸化炭素血症があったものと考えられる。そのため，CO$_2$ナルコーシスを生じたのであろう。設問には記載されていないが，CO$_2$ナルコーシスであれば傷病者の呼吸数は減少しているはずである。急性喉頭蓋炎のため上気道が狭窄しているので，確実に用手的気道確保（トリプルエアウエイマニューバー）を行い（選択肢1），バッグ・バルブ・マスクによる補助換気を行う（選択肢5）。CO$_2$ナルコーシスであれば酸素投与量の増量（選択肢4）は必要ないが，設問からは急性喉頭蓋炎による完全気道閉塞との区別がつかないため，酸素投与量を増やすという判断も誤りとはいえない。バッグ・バルブ・マスクのリザーバを膨張させておくためには高流量酸素が必要である。〔テキスト第9版上巻 p. 435：図Ⅲ-2-23，同下巻 p. 594，同 p. 830，同 p. 871-872〕

15 82歳の男性。2週前から食欲が低下していた。自宅で脱力し動けなくなっているため妻が救急要請した。

　救急隊到着時観察所見：意識 JCS 1。呼吸数24/分。脈拍48/分。血圧60/28mmHg。SpO$_2$値98％。体温36.1℃。呼吸音は左右差なく肺雑音を認めない。腹部は平坦で、反跳痛はない。舌は乾燥し、皮膚は冷たく弾力性が低下している。左右下腿に浮腫も腫脹もない。以前から慢性腎不全を指摘されていたが血液透析は未導入であった。心電図モニター波形（別冊 No. 8）を別に示す。

　この傷病者のショックの原因として可能性の高いのはどれか。**2つ選べ。**

1．心原性ショック
2．神経原性ショック
3．アナフィラキシーショック
4．循環血液量減少性ショック
5．心外閉塞・拘束性ショック

```
別　冊
No. 8
心電図モニター波形
```

[解答・解説]
　ショックの病態を問う設問。徐脈(48/分)および低血圧(60/28mmHg)は重症度・緊急度判断で重症以上の所見である。低血圧および四肢冷感からショックと判断する。2週間前から食欲不振があったこと，舌が乾燥していること，皮膚弾力性（ツルゴール）が低下していることから，脱水によるショック（循環血液量減少性ショック）を疑う（選択肢4）。一方，傷病者には慢性腎不全があるが，断続性ラ音（湿性ラ音）がないこと，下腿浮腫がないことから，うっ血性心不全は否定できる。心電図では3度（完全）房室ブロックを伴う高度徐脈（40〜42/分）を認めることから，徐脈性不整脈によるショック（心原性ショック）の可能性は残る（選択肢1）。〔テキスト第9版上巻 p. 432：図Ⅲ-2-20，同下巻 p. 606：表Ⅲ-3-13, 表Ⅲ-3-14, 同 p. 771〕　　　　1，4

16 72歳の男性。突然倒れたため家族が救急要請した。

　救急隊到着時観察所見：意識 JCS 200。呼吸数32/分、浅く、不規則。脈拍44/分、整。血圧192/106mmHg。瞳孔は両側6 mm、対光反射を認めない。口腔内に吐物を認める。仰臥位で頭位を高くし、酸素投与と補助換気とを実施する。誤嚥を避けるため、首を横に向けたまま口腔内を吸引しつつ救命救急センターへ搬送する。

　事後検証で、医師から**不適切**と指摘を受ける事項はどれか。1つ選べ。

1．頭部高位
2．頭部回旋
3．補助換気
4．口腔内吸引
5．医療機関選定

17 17歳の男子。野球の試合中ボールが胸に当たった後、突然倒れたためコーチから救急要請された。

　救急隊到着時観察所見：地面に横たわっている状態。心肺機能停止状態。直ちに胸骨圧迫と人工呼吸とを開始して AED の電極パッドを装着し、電気ショックを1回実施して自己心拍は再開した。搬送途上に自発呼吸は出現し、循環も安定した。

　この病態の特徴について正しいのはどれか。1つ選べ。

1．心筋に挫傷がみられる。
2．心嚢内に血液が貯留する。
3．心臓への機械的刺激で生じる。
4．大動脈峡部への剪断力が原因となる。
5．胸膜損傷部の一方向弁構造により生じる。

[解答・解説]
　意識障害の病態および処置を問う設問。状況評価では、突然の意識消失から脳卒中あるいは失神を疑う（午後D問題　問12を参照）。意識状態、呼吸数、脈拍は、いずれも意識障害の重症度・緊急度判断で重症以上の所見である。バイタルサイン測定における高血圧（192/106 mmHg）および徐脈（44/分）、両側瞳孔散大から、脳出血による脳ヘルニアを疑う。三次医療機関または救命救急センターへ迅速に搬送する（選択肢5）。口腔内に吐物を認めるため、用手的気道確保を行ったうえで愛護的に口腔内を吸引する（選択肢4）。『脳卒中治療ガイドライン2015』は、出血性脳卒中では可能であれば頭部高位(選択肢1)を推奨している。しかし、補助換気や人工呼吸が必要な場合（選択肢3）や、循環に問題がある場合は仰臥位でよい。頭部回旋すると頭蓋内圧が上昇する（選択肢2）。〔テキスト第9版上巻 p. 434：図Ⅲ-2-22, 同下巻 p. 619-620, 同 p. 621：図Ⅲ-3-9b, 同 p. 623：図Ⅲ-3-11, 同 p. 716-717〕　　　**2**

　心肺停止の発生機序を問う設問。通報内容から心臓振盪を疑う。心臓振盪では胸壁への瞬間的な機械的圧迫によって（選択肢3）、心室細動または心室頻拍を生じる。緊急度は高いが、器質的損傷が生じることはまれであり（選択肢1，2，4，5）、適切な処置（心肺蘇生法）が行われれば速やかに回復する。通信指令員は心肺停止と判断して心肺蘇生法の口頭指導を行う。〔テキスト第9版下巻 p. 985-986, 同 p. 991〕　　　**3**

18 65歳の男性。昨日飲酒し朝起きてこないため家族が様子を見に行ったところ、意味不明の発語があり救急要請した。

　救急隊到着時観察所見：意識 JCS 3。呼吸数30/分。脈拍90/分、整。血圧110/60mmHg。体温36.4℃。SpO₂値93%。黄疸と腹部膨満がみられ、また上肢を伸ばしたまま保持させると粗いゆっくりした動きが出現する。

　この動きはどれか。1つ選べ。

　1．企図振戦

　2．姿勢時振戦

　3．安静時振戦

　4．生理的振戦

　5．羽ばたき振戦

［解答・解説］

　羽ばたき振戦は、上肢をまっすぐ前に伸ばして維持させると生じる手指の振戦である。手首を軽く背屈させると観察しやすい（選択肢5）。肝硬変などの肝機能障害末期で生じる肝不全症候（症状）の一つである。肝性脳症Ⅱ度で生じ、Ⅲ度で著明となる。企図振戦（選択肢1）は小脳失調、姿勢時振戦（選択肢2）は慢性アルコール中毒、安静時振戦（選択肢3）はパーキンソン病・症状群で生じる。生理的振戦（選択肢4）は誰にでもある振戦で、不安やストレスで強くなる。〔テキスト第9版下巻 p.711、同 p.786-787〕　**5**

19 50歳の男性。1週前から鼻汁と咽頭痛とがあり、急性上気道炎と診断されていた。朝、突然の激しい回転性のめまいが出現し、夜まで持続するため家族が救急要請した。

　救急隊到着時観察所見：意識清明。呼吸数24/分。脈拍108/分、整。血圧140/88mmHg。体温37.6℃。SpO₂値98%。頭痛、難聴および運動失調は認めない。

　この病態に特徴的な症候はどれか。1つ選べ。

　1．眼　　振

　2．複　　視

　3．片麻痺

　4．顔面麻痺

　5．構音障害

　めまいの原因と病態を問う設問。末梢性めまいは内耳または前庭神経の障害で生じる。回転性めまいが多い。頭痛や中枢神経障害はなく、バイタルサインは正常である。一方、中枢性めまいは小脳または脳幹の障害で生じる。浮動性めまいが多い。意識障害、複視（選択肢2）、しびれ、構音障害（選択肢5）、麻痺（選択肢3、4）などの中枢神経障害や、激しい頭痛、バイタルサインの異常などを伴う場合が多く、重篤感がある。この傷病者は上気道感染あるいは中耳炎を発症して、その後、前庭神経炎による末梢性めまいを生じたと考えられる。難聴や耳鳴りなど、蝸牛症状を伴う場合のほとんどは末梢性めまいであるが、前庭神経炎では蝸牛症状はなくてもよい。中枢性・末梢性めまいではいずれも眼振を認めることが多い（選択肢1）。〔テキスト第9版下巻 p.661：表Ⅲ-4-20、同 p.662：表Ⅲ-4-24〕　**1**

20 83歳の女性。2日前から労作時に息切れを感じていた。トイレに行く途中で息苦しさが生じ胸痛と冷汗とを伴ったため、家族が救急要請した。

救急隊到着時観察所見：意識清明。呼吸数36/分、努力様。脈拍120/分、不整。血圧160/90mmHg。SpO$_2$値93%（10ℓ/分マスク）。肺には粗い断続性ラ音を聴取する。

この傷病者でみられる観察所見はどれか。**2つ選べ。**

1．嚥下困難
2．下腿浮腫
3．起坐呼吸
4．皮膚弾力の低下
5．クスマウル呼吸

[解答・解説]

持続する胸痛の原因と病態を問う設問。急性冠症候群を疑う状況評価は、①40歳以上、②持続する胸痛、③ショックバイタル（四肢冷感、顔面蒼白、発汗過多）であり、設問の傷病者は①〜③をすべて認める。初期評価のうち、呼吸数は胸痛の重症度・緊急度判断で重症以上の所見である。直ちにリザーバ付きフェイスマスクで高流量酸素投与を行う。併せて、心電図モニターを行ってST上昇および致死性不整脈の有無を確認する。全身観察において努力呼吸を認め、聴診で断続性ラ音（湿性ラ音）を聴取することから、心原性ショック（左心不全）として矛盾しない。傷病者は肺うっ血による呼吸困難から起坐呼吸となる（選択肢3）。右心不全を合併していれば頸静脈怒張、下腿浮腫（選択肢2）、肝腫大などを生じる。〔テキスト第9版上巻 p.432：図Ⅲ-2-20、同下巻 p.601-602、同 p.684、同 p.751-752、同 p.753：表Ⅲ-5-12〕

2，3

21 85歳の男性。咳とともに鮮紅色の血を大量に吐いたため家族が救急要請した。

　救急隊到着時観察所見：意識 JCS 2。呼吸数32/分。脈拍98/分、整。血圧92/60mmHg。SpO$_2$値84％。呼吸苦を訴え、呼吸音は右側で減弱し断続性ラ音が聴取される。肺結核の既往がある。

　この傷病者に対する救急隊の処置について適切なのはどれか。**2つ選べ。**

1．咳をするように促す。
2．右側臥位で搬送する。
3．高濃度酸素投与を行う。
4．結核専門病院へ搬送する。
5．N95マスクを装着させる。

[解答・解説]
　吐血・喀血による呼吸困難の病態と処置を問う設問（午後D問題　問3を参照）。呼吸数，SpO$_2$値は呼吸困難の重症度・緊急度判断で重症以上の所見である。直ちにリザーバ付きフェイスマスクによる高流量酸素投与を開始する（選択肢3）。吐血・喀血の区別は実際の救急現場では困難な場合が多いが，鮮紅色血液は喀血を疑う所見である。喀血の原因としては気管支拡張症，次いで肺結核が多い。傷病者には肺結核の既往があることから，標準予防策に加えて感染経路別予防策（空気感染予防策）として救急隊はN95マスクを着用し，可能であれば傷病者にはサージカルマスクを着用させる（選択肢5）。聴診で右肺に断続性ラ音（湿性ラ音）を聴取するため，出血部位は右である。大量喀血では，患側（右）を下にする側臥位（右側臥位）として，健側肺への血液の流入を防ぐ（選択肢2）。〔テキスト第9版上巻 p. 374-375, 同 p. 378：表Ⅲ-1-36, 同 p. 435：図Ⅲ-2-23, 同下巻 p. 672：表Ⅲ-4-29, 同 p. 673：表Ⅲ-4-30, 同 p. 674〕

2，3

22 90歳の男性。坐位でひげそりをしていて意識消失したため家族が救急要請した。

　救急隊到着時観察所見：坐位のままで反応がなかったが、仰臥位にして呼びかけたところ返事をし開眼した。呼吸数24/分。脈拍52/分、整。血圧140/70mmHg。体温35.9℃。SpO₂値95％。既往歴に高血圧症がある。

　考えられる疾患はどれか。1つ選べ。

1．心房細動
2．大動脈解離
3．起立性低血圧
4．大動脈弁狭窄症
5．頸動脈洞症候群

23 56歳の男性。友人と居酒屋で食事と酒とを摂取したのち、帰りの電車の中で食物を嘔吐した。その直後から激しい前胸部痛と息苦しさとを感じたため、車掌により救急要請された。

　救急隊到着時観察所見：意識清明。呼吸数32/分。脈拍120/分、整。血圧110/64mmHg。SpO₂値94％。呼吸音に左右差を認めない。

　どの臓器の障害が考えられるか。1つ選べ。

1．気　管
2．食　道
3．心　臓
4．大動脈
5．横隔膜

[解答・解説]
　一過性意識消失（失神）の病態を問う設問。失神の原因としては、①交感神経機能が低下する（起立性低血圧）（選択肢3）、②副交感神経の緊張が亢進する（神経調節性失神）、③不整脈など心原性（心原性失神）がある。②のうち、頸動脈洞症候群は高齢男性に多く、上を向く、髭剃りをする、首を回す、ネクタイを締めるなどで失神を生じる（選択肢5）。選択肢1，2，4ではいずれも③心原性失神を生じる。〔テキスト第9版下巻p. 676：表Ⅲ-4-32，同p. 676-677〕　　　　　　　　　5

　嘔吐後の胸痛・吐血では、特発性食道破裂またはマロリー・ワイス症候群を疑う。特発性食道破裂では、嘔吐後にバットで殴られたような激しい胸痛および呼吸困難を生じる。食道破裂が壁側胸膜を突き破って胸腔内まで穿破すると、皮下気腫または気胸を生じる。時間が経過すれば縦隔炎や膿胸を生じて敗血症からショックとなるため、できるだけ早期に緊急手術を行う。マロリー・ワイス症候群では、飲酒後に嘔吐を数回繰り返した後に吐血を認める。吐血の原因は食道胃接合部が粘膜下層まで裂けるためであるが、胸痛はほとんどない。内視鏡による止血術が可能な医療機関へ搬送するが、内科的治療だけですむ場合が多い。〔テキスト第9版下巻p. 682，同p. 683：表Ⅲ-4-35，同p. 779〕　　　　2

24 72歳の男性。突然激しい背部痛が出現したため救急要請した。救急隊到着時観察所見：意識清明。呼吸数32/分。脈拍110/分、整。血圧190/100mmHg。痛みが腰部に移動し両下肢のしびれと麻痺とが出現したという。

しびれと麻痺の原因として考えられるのはどれか。**2つ選べ。**

1．脳梗塞
2．脊髄虚血
3．深部静脈血栓
4．下肢の血行障害
5．椎間板ヘルニア

[解答・解説]

　移動する胸・背部痛では大動脈解離を疑う（午後D問題　問25を参照）。傷病者は，突然生じた激しい背部痛が腰部へ移動しており，解離が弓部から下降大動脈に及んだと考えられる。初期評価のうち，呼吸数は重症度・緊急度判断において重症以上の所見である。バイタルサインの測定では，中等症以下の所見であるが高血圧（190/100mmHg）を認める。血圧の左右差/上下肢差があるかどうかを確認する。大動脈起始部の解離では心タンポナーデ，急性心筋梗塞，大動脈弁閉鎖不全などを生じる。弓部の解離では左片麻痺（腕頭動脈閉塞），まれに右片麻痺（左総頸動脈閉塞），意識障害などを生じる（選択肢1）。胸部下降大動脈の解離によって肋間動脈が閉塞すると，肋間動脈から分枝する前脊髄動脈の血流が減少するため，対麻痺を生じる（選択肢2）。腹部大動脈の解離では，腎動脈閉塞による急性腎不全，上腸間膜動脈閉塞症などを生じる。腸骨動脈の解離では，虚血によって下肢の単麻痺または対麻痺などを生じる（選択肢4）。〔テキスト第9版下巻p. 760-761〕　　　　**2，4**

25 73歳の男性。庭仕事中に突然前胸部痛を訴えた。痛みは背部にも広がり、冷汗も出てきたため家族が救急要請した。

　救急隊到着時観察所見：意識清明。呼吸数24/分。脈拍70/分、整。血圧196/112mmHg。体温36.2℃。SpO₂値94％。心電図モニター波形（別冊 No. 9）を別に示す。

　その後、搬送中に意識レベルが低下し、右片麻痺が出現した。この疾患で観察される徴候はどれか。1つ選べ。

1．心膜摩擦音
2．頸静脈怒張
3．収縮期心雑音
4．血圧の左右差
5．呼吸音の左右差

```
別　冊
No. 9
心電図モニター波形
```

[解答・解説]
　移動する胸・背部痛では大動脈解離を疑う（午後D問題　問24を参照）。傷病者は、突然生じた前胸部痛が背部へ移動しており、解離が大動脈起始部から弓部へ及んだと考えられる。意識障害を含むバイタルサインは中等症以下の所見であるが高血圧（196/112mmHg）を認める。血圧の左右差があるかどうかを確認する（選択肢4）。大動脈起始部の解離では心タンポナーデ、急性心筋梗塞、大動脈弁閉鎖不全などを生じる。心電図にST変化はないが低電位なので、心タンポナーデを念頭に置いてベックの三徴（頸静脈怒張、心音減弱、低血圧）の出現に注意する（選択肢2）。大動脈弁閉鎖不全では拡張期（逆流性）雑音を生じる（選択肢3）。弓部の解離では左片麻痺（腕頭動脈閉塞）、まれに右片麻痺（左総頸動脈閉塞）、意識障害などを生じる。〔テキスト第9版下巻p. 760-761〕
4

26 11歳の男児。就寝中に突然の右下腹部と右陰嚢との痛みを訴えたため母親が救急要請した。今までにも時々同様の症状があったが、30分程度で自然に改善していた。

　救急隊到着時観察所見：意識清明。呼吸数24/分。脈拍92/分、整。血圧120/66mmHg。体温36.8℃。SpO₂値98％。

　この傷病者にみられる症候はどれか。1つ選べ。

1．心窩部の圧縮
2．右下腹部の反跳痛
3．陰茎の勃起
4．右精巣の挙上
5．右股関節の外転

　小児の急性陰嚢症の病態を問う設問。精索捻転症は思春期の発症が多く、就眠中突然発症する陰嚢痛・下腹部痛を特徴とする。発症と軽快を繰り返すことが多いが、長時間放置すると精巣および精巣上体が壊死する。精巣を吊るす精索が捻れて生じるため、精巣は挙上していることが多い（選択肢4）。精巣上体炎は精索捻転症との区別が難しいが高熱を伴う。精巣炎は思春期以降の発症が多く、流行性耳下腺炎罹患後4〜5日後に悪寒・戦慄を伴う高熱から発症する。〔テキスト第9版下巻p. 798〕
4

27 24歳の男性。2〜3日前から激しい腹痛と血便とが続いたため家族が救急要請した。

救急隊到着時観察所見：意識JCS 10。呼吸数32/分。脈拍100/分、整。血圧88/46mmHg。体温37.4℃。SpO$_2$値96％。1週前に焼き肉屋で生肉を食べ、前日から尿量減少とむくみとを認めていたとのことである。

この病態の**特徴でない**のはどれか。1つ選べ。

1．冬場に多い。
2．痙攣を来す。
3．貧血を認める。
4．外毒素による。
5．少ない菌数で発症する。

[解答・解説]

生肉を食べた後に、激しい腹痛、血便、尿量減少、浮腫が生じている。頻呼吸、頻脈で血圧は低下し、軽度の発熱がある。意識障害まで伴っている。このような場合、腸管出血性大腸菌感染症の可能性を考える。O157，O26などの病原性大腸菌が原因となる。これらは牛の腸管内に存在し、牛肉を十分に加熱せずに摂取することで感染する。夏場に発生することが多い。

O157では100個程度の少ない菌数の摂取でも発症する。数日の潜伏期を経て、下痢、腹痛、感冒症状などが生じ、その後、血便が出現する。重症例では、菌体外に排出されるベロ毒素により、溶血性貧血、腎不全、血小板減少を特徴とする溶血性尿毒症症候群（HUS）に至る。発熱と意識障害、痙攣を合併することがあり、この場合、死亡率が高い。〔テキスト第9版下巻p.852，同p.875〕　　**1**

28 45歳の男性。家具を動かそうと持ち上げた時に突然激しい腰痛が出現した。1時間後には体を動かすことができなくなったため、家族が救急要請した。

救急隊到着時観察所見：意識清明。呼吸数18/分。脈拍80/分、整。血圧110/74mmHg。体温36.4℃。SpO$_2$値99％。病院到着後、医師から下肢伸展挙上テスト〈ラゼーグテスト〉は陰性であると言われた。

この病態の特徴はどれか。1つ選べ。

1．下肢への放散痛がある。
2．下肢の筋力低下を来す。
3．腰痛よりも下肢痛が強い。
4．排尿障害を来すことがある。
5．安静臥床により自然軽快する。

[解答・解説]

腰に強い力を入れたのをきっかけに激しい腰痛が出現している。身体が動かせないほどの腰痛であるが、意識、呼吸、循環に異常はない。下肢伸展挙上テストが陰性であり、腰椎椎間板ヘルニアの可能性は低い。この場合、急性腰痛症を疑う。いわゆる"ぎっくり腰"である。筋肉や筋膜、靱帯などの損傷が原因とされる。身体を動かせば強い痛みが出現するが、動かさなければ痛みが生じないのが特徴である。通常、安静臥床により自然軽快する。

下肢への放散痛、下肢の筋力低下、腰部よりも強い下肢の痛み、排尿障害は、いずれも腰椎椎間板ヘルニアを疑う所見である。下肢伸展挙上テストは、傷病者の膝を伸ばした状態で上に持ち上げた際の、大腿の背面から下腿外側にかけての痛みの有無を確認するものであり、腰椎椎間板ヘルニアでは陽性、急性腰痛症では陰性となる。〔テキスト第9版下巻 p. 826-827〕　**5**

110 午後 D

29 4歳の女児。昼食を食べた後、しばらくして急に不機嫌になり、左下腹部を激しく痛がったため母親が救急要請した。

　救急隊到着時観察所見：意識清明。呼吸数20/分。脈拍120/分、整。体温36.4℃。SpO₂値99％。救急要請後に母親が浣腸し、硬便を排泄した後は泣き止んだとのことである。その際、血便は認めなかった。

　考えられる疾患はどれか。1つ選べ。

　1．便　秘
　2．腸重積症
　3．急性虫垂炎
　4．急性胃腸炎
　5．鼠径ヘルニア

〔解答・解説〕
　幼児の腹痛の原因を推測させる問題である。不機嫌となり左下腹部を痛がるが，浣腸で硬い便を排泄した後には症状が治まっている。やや頻脈であるが，呼吸数は年齢相応で熱もない。このような場合は，便秘による腹痛の可能性がもっとも高い。左側腹～左下腹部での腹痛が多く，痛みのわりに身体所見が乏しく，排便とともに改善するのが特徴である。

　腸重積症であれば，間欠的な腹痛，嘔吐，イチゴジャム様の血便のいずれかがある。急性虫垂炎では心窩部から右下腹部を痛がり，発熱を伴うことが多い。急性胃腸炎では下痢便であることが多い。鼠径ヘルニアは排便とともに改善するものではない。〔テキスト第9版下巻 p. 874-875〕　　　1

30 20歳の女性。妊娠37週。赤ちゃんが生まれそうとのことで、本人が自宅から救急要請した。

救急隊到着時観察所見：すでに赤ちゃんが出生しており、胎盤はまだ娩出していない。児は泣いているものの弱々しく、体幹にチアノーゼを認め、四肢は少し曲げている。心拍数は64/分であった。保温に注意しながらバッグ・バルブ・マスクによる人工呼吸を開始した。

30秒後の評価で人工呼吸を中止する最少の心拍数はどれか。1つ選べ。

1．80
2．90
3．100
4．110
5．120

[解答・解説]
　出生直後の新生児に対する救急蘇生法について問われている。胎児が娩出されれば，まず状態を迅速に評価する。早産児，弱い呼吸・弱い啼泣，筋緊張の低下の3項目のどれか1つでも該当すれば，皮膚の羊水を拭き取り，保温をし，気道確保のための体位をとり，必要であればまず口腔，次に鼻腔を吸引して，呼吸を誘発するための皮膚刺激を行う。そして呼吸と心拍を評価する。児の啼泣は弱く，チアノーゼを認め，心拍数は100/分未満である。直ちにバッグ・バルブ・マスクで人工呼吸を2回行う。その後，呼吸，心拍が正常（100/分以上）になったかを確認し，ともに正常であれば処置を中止する。心拍が認められない場合は，胸骨圧迫を開始する。心拍を認めるが自発呼吸を認めない場合は，人工呼吸を毎分30回の速さで開始する。〔テキスト第9版下巻p.906-908，救急蘇生法の指針2015(医療従事者用)p.167-175〕

3

31 56歳の男性。精神科に通院している。足の痛みを訴え家族が救急要請した。

救急隊到着時観察所見：バイタルサインに異常はみられない。傷病者は足の痛みを否定し、一方的にしゃべり続けている。家族によれば、傷病者は壁を軽く蹴って痛いと騒ぎ、「救急車を呼べ。」と命令したという。

状態像はどれか。1つ選べ。

1．躁状態
2．昏迷状態
3．抑うつ状態
4．幻覚妄想状態
5．パニック発作

［解答・解説］

人が精神変調をきたした場合，その状態をいくつかに分けることができる。その類型のことを状態像と呼び，躁状態，昏迷状態などがある。躁状態とは，思考，感情，意欲がともに亢進した状態をいい，設問の傷病者は，軽度の痛みや損傷で騒ぎ立て，しゃべり続けている点で，躁状態に当てはまる。

昏迷状態とは，意識は清明であるが外的刺激に反応できず，意志の発動がない状態をいう。抑うつ状態とは思考，感情，意欲がともに減退した状態をいい，躁状態と対極にある。幻覚妄想状態とは，対象なき知覚や訂正不能な思い込みをいう。パニック発作とは，恐怖感を伴い，動悸，発汗，息切れなどの症状が場所を問わず突然起こることをいう。〔テキスト第9版下巻 p. 639，同 p. 912-913〕　**1**

32 50歳の男性。歩行中に乗用車にはねられ、乗用車の運転手が救急要請した。

救急隊到着時観察所見：意識 JCS 3。呼吸数28/分。脈拍106/分、整。左側臥位で倒れていた。右大腿部から殿部にかけての打撲痕と右下肢の短縮とを認める。

救急車内収容前の対応として適切なのはどれか。1つ選べ。

1．愛護的に下肢を整復する。
2．ショック体位に変換する。
3．骨盤動揺性を頻回に評価する。
4．ロードアンドゴーを判断する。
5．右股関節の可動性を評価する。

[解答・解説]
　歩行中に乗用車にはねられ、JCS 3の意識障害、頻脈、頻呼吸を認める。右下肢が短縮しており、右大腿から殿部にかけて打撲痕がある。骨盤から右大腿での骨折が想定される。このような傷病者への救急車内収容前の適切な対応が問われている。

　下肢の整復は、通常必要ない。高度な屈曲や、バックボード・ストレッチャーへの収容、搬送の妨げにならなければ、四肢はそのままの状態でよいであろう。頻脈、頻呼吸でありショック状態であることは否定できないが、外傷を原因とするショックに対してショック体位の効果は明らかでない。骨盤周辺の骨折が疑われる状況ではショック体位は不適切である。骨盤の損傷が疑われており、骨盤動揺性をあえて確認する必要はない。頻回に行うのは明らかに不適切である。選択肢4の「ロードアンドゴーを判断する」の意味が、「ロードアンドゴーとして対応するか否かを判断する」なのか、「ロードアンドゴーとして対応する」なのかわかりにくい。ただし、外傷への対応であれば、どのような事例でも「ロードアンドゴーとして対応するか否かを判断する」であろうし、頻脈、頻呼吸で骨盤骨折が疑われる状況では「ロードアンドゴーとして対応する」のも適切である。股関節も含めた骨盤から大腿の骨折が疑われる状態であり、その周辺の可動性を評価するのは不適切である。〔テキスト第9版下巻 p. 956-959〕

4

33 70歳の男性。階段を踏み外して約20段転落し、頭部を強打したため救急要請された。

救急隊到着時観察所見：意識 JCS 1。呼吸数28/分。脈拍92/分、整。血圧132/84mmHg。体温36.4℃。SpO$_2$値98％。頭部に打撲痕を認めるが、四肢体幹に所見はない。搬送中に意識レベルが急激に低下し、呼名に反応なく、瞳孔不同が観察された。

現時点で最も考えられるのはどれか。1つ選べ。

1．脳震盪
2．脊髄損傷
3．急性水頭症
4．急性硬膜下血腫
5．びまん性軸索損傷

[解答・解説]

転落外傷による意識障害の原因が問われている。救急隊到着時にはJCS 1の意識障害であったものが、搬送中にJCS 30、もしくはそれ以上に悪化している。頭部を強打しており、打撲痕も認めるため頭部外傷が原因であろう。

急性硬膜下血腫では、通常、頭部外傷により脳挫傷が起こり、その部の血管が損傷し出血が硬膜下に溜まる。脳挫傷を伴うため、受傷直後から明らかな意識障害を生じるのが一般的である。しかし、なかには、脳自体の損傷はなく、脳表の血管の損傷のみを生じることがある。このような場合、出血の増大により徐々に脳が圧排され、意識障害が次第に明らかになる経過をたどる。高齢者に多い。

脳震盪は受傷直後から意識障害を認めるので該当しない。びまん性軸索損傷も同様である。四肢に麻痺はなく、脊髄損傷を疑う状況はない。脊髄損傷があってもそれのみでは意識障害を生じないのが一般的である。頭部外傷による脳内血腫が原因で脳脊髄液の通過障害が生じ、急性水頭症となり意識障害が進行することもあり得るが、この場合、瞳孔不同よりは両側性の異常となることが多い。

※問題文を読んで「急性硬膜外血腫」を疑うも、選択肢にそれがなく戸惑った受験者も多かったのではないだろうか。
脳神経外科疾患情報ページ「急性硬膜下血腫について」
https://square.umin.ac.jp/neuroinf/medical/305.html
〔テキスト第9版下巻 p. 964〕**4**

34 65歳の男性。自転車走行中に横転し、顔面を強打した。目撃者が救急要請した。

　救急隊到着時観察所見：意識 JCS 2。呼吸数20/分。脈拍100/分、整。血圧102/54mmHg。SpO$_2$値95％。傷病者の鼻腔と口腔とから出血し、特に左側眼瞼の腫脹が著明であった。下肢は動かすが上肢の動きはなかった。

　この傷病者に現場で行うべき対応はどれか。1つ選べ。

1．頸椎カラーを装着する。
2．頭部後屈あご先挙上する。
3．経口エアウエイを挿入する。
4．鼻出血を鼻腔内で吸引する。
5．脱臼しかけている歯牙を抜去する。

[解答・解説]
　顔面を強打し、鼻腔・口腔からの出血と左眼瞼の腫脹がある。顔面に強い力がかかったのは明らかである。このような状況では顔面のみならず頸椎・頸髄の損傷にも留意が必要である。頸椎カラー、バックボード固定による頸椎・頸髄保護が必要となる。「下肢を動かすも上肢の動きはない」という症状は、中心性脊髄損傷を疑う所見である。なおさら頸椎・頸髄保護が重要である。

　鼻腔と口腔から出血があるが意識レベル JCS 2であり、用手的気道確保の必要はない。必要であったとしても頸部を伸展させる頭部後屈あご先挙上は不適切であり、下顎挙上で行う。気道確保の必要はなく経口エアウエイ挿入は不要である。左眼瞼の腫脹があり、鼻出血も認める。前頭蓋底骨折が否定できない。鼻腔内への吸引カテーテルの挿入は避ける。誤嚥の危険が明らかでなければ、脱臼しかけている歯牙を抜去してはならない。〔テキスト第9版下巻 p. 976〕

1

35 55歳の男性。オートバイ運転中に転倒し受傷した。頸部の痛みと左上肢のしびれ感とがあったため本人が救急要請した。

　救急隊到着時観察所見：意識清明。呼吸数24/分。脈拍96/分、整。血圧126/68mmHg。SpO$_2$値98％。左側頭部と左肩とに打撲痕と擦過傷とを認める。歩行可能であるが、左肘を屈曲できず左手指を動かせない。

　この運動麻痺の原因として最も考えられるのはどれか。1つ選べ。

1．前脊髄型損傷
2．引き抜き損傷
3．急性硬膜下血腫
4．中心性脊髄損傷
5．びまん性軸索損傷

[解答・解説]
　オートバイ運転中の転倒事故により受傷し、頸部の痛みと単肢（左上肢）の感覚・運動障害（単麻痺）を認める。左側頭部、左肩に外傷痕があり、同部を強く打ちつけたようである。意識、呼吸、循環状態に異常はない。このような状況では、頸神経の引き抜き損傷の可能性を考える。

　引き抜き損傷は、腕が強く引っ張られたり、肩を打ちつけたりして、脊髄から上肢に向かう脊髄神経の神経根が引き抜ける損傷をいう。オートバイ事故や自転車事故が原因となることが多い。支配される領域の神経脱落症状が出現する。

　前脊髄型損傷では損傷部以下の両側の運動麻痺、温痛覚障害を認める。急性硬膜下血腫であれば意識障害を伴い単麻痺は生じない。中心性脊髄損傷では下肢より上肢に強い麻痺を認め、通常は両側性である。びまん性軸索損傷では受傷当初から意識障害を認める。〔テキスト第9版下巻 p. 982〕　**2**

36 36歳の女性。同居人に包丁で刺されたと警察官が救急要請した。

　救急隊到着時観察所見：意識 JCS 10。呼吸は浅く速い。脈拍は橈骨動脈で微弱である。女性は血だらけの下着姿で仰向けに倒れている。胸部に刺創はなく、下腹部に刺創はあるが活動性出血はない。顔面蒼白で冷汗を認める。

　適切な対応はどれか。1つ選べ。

1．全脊柱固定
2．背部創傷の確認
3．AED の電極パッドの装着
4．鼻カニューレによる酸素投与
5．バッグ・バルブ・マスクによる補助換気

[解答・解説]

　顔面蒼白で，皮膚は冷たく湿っており，橈骨動脈の拍動は微弱で意識レベルも低下している。重度のショック状態である。包丁による下腹部への刺創を確認できるが，重度のショックを説明できるほどではない。別に損傷がないか，腹部，胸部のみならず，背部の確認が必要である。刺創は1カ所とは限らない。

　呼吸も浅く速い。バッグ・バルブ・マスクによる補助換気をしてもよいが，その前に，胸部と背部の損傷の有無を確認し，陽圧換気による緊張性気胸の可能性を排除する必要がある。開放性気胸の場合もある。まずは背部の観察が優先である。刺創であり，通常は全脊柱固定は不要である。ショック状態であり心停止も想定されるため，AED 電極パッドを装着してもよい。ただし，背部創傷の確認のほうが優先である。重度のショック状態のため，鼻カニューレによる酸素投与では不十分である。

〔テキスト第9版下巻 p. 956〕**2**

37 63歳の男性。普通乗用車運転中、対向車と時速50kmで正面衝突し受傷したため、救急要請された。車のフロント部分は大破しており、エアバッグ作動後の状態であった。シートベルトは着用していた。

救急隊到着時観察所見：意識清明。呼吸数30/分。脈拍124/分、整。血圧104/52mmHg。体温35.2℃。SpO₂値94％。四肢の動きは良好であるが、冷汗著明で、体表では腹部両側腸骨稜間に横走する索状擦過傷を認め、腹痛を訴えている。

この傷病者の損傷臓器で疑われるのはどれか。**2つ選べ。**

1．膵　臓
2．腸　管
3．膀　胱
4．腸間膜
5．大静脈

［解答・解説］

　乗用車運転中の事故による損傷臓器を想定させる設問である。頻呼吸，頻脈を認め，血圧も年齢などから考えると低い。皮膚は冷たく湿っており，ショック状態である。外傷であり出血性ショックの可能性が高い。腹部両側腸骨稜間に横走する索状擦過傷は，シートベルト痕であろう。下腹部に強い力が加わったことを示している。位置と頻度からは，腸管や腸間膜の損傷が疑われる。

　膵臓はもう少し高い位置にある。位置からは膀胱や大静脈の損傷も考えられるが，腸管や腸間膜より頻度は低い。〔テキスト第9版下巻 p.993〕　　**2，4**

38 35歳の男性。歩行中に乗用車と接触して左下腿を受傷したため救急要請された。

救急隊到着時観察所見：意識清明。呼吸数28/分。脈拍106/分、整。血圧120/80mmHg。体温36.4℃。SpO$_2$値94％。受傷時の左下腿の写真（別冊 No. 10）を別に示す。活動性の出血はない。

この傷病者で優先して観察すべき所見はどれか。**2つ選べ。**

1．下肢長差
2．異物の有無
3．骨欠損の有無
4．左足背動脈の拍動
5．左下腿の神経障害

```
別　冊
No. 10　写　真
```

[解答・解説]

　乗用車と接触して左下腿を受傷している。写真（おそらく下腿の膝部下部～脛骨前面上部を撮影）では，皮膚が欠損し，骨折した骨が露出しているようにみえる。活動性の出血はない。

　足背動脈の拍動が触れない場合，膝下動脈などの損傷の可能性がある。緊急度が高い状況であり，血行再建などが必要となる。搬送先の選定にも影響があるため，その確認の優先度は高い。下腿は，四肢のコンパートメント症候群が生じやすい場所であり，これによる脈拍の消失の可能性もある。

　四肢のコンパートメント症候群による筋区画内圧の上昇に伴って最初に出現するのは末梢神経の障害であり，その確認の優先度は高い。対応が遅くなると，恒久的な障害となるからである。

　骨折しているのは視診（写真）で明らかであり，下肢長差の情報の優先度は低い。視診（写真）で確認できる範囲では明らかな異物はなさそうであるため，それ以上の検索の優先度は低い。可能な範囲で骨の欠損を確認したほうがよいが，優先度は高くない。〔テキスト第9版下巻p. 1003-1004〕　　**4，5**

120　午後 D

39 50歳の女性。家で倒れているところを夫が発見し救急要請した。

　　救急隊到着時観察所見：意識 JCS 20。呼吸数24/分。脈拍120/分、整。血圧90/60mmHg。体温37.2℃。瞳孔右5mm、左5mm、対光反射は迅速である。夫によると、最近何もする気がしないと漏らし、精神科クリニックで服薬加療中とのことである。家には錠剤の空包が多数散在している。搬送しようとしたところ痙攣発作を起こしたが、1分後に治まった。

　　搬送中に予想される最も注意すべき病態はどれか。1つ選べ。

　　1．過換気
　　2．体温上昇
　　3．脳ヘルニア
　　4．心室性不整脈
　　5．神経原性ショック

40 60歳の男性。冬の小雨の降る深夜に酩酊後、公園で入眠していたようである。翌朝、通行人に発見され、救急要請された。

　　救急隊到着時観察所見：意識 JCS 20。呼吸数8/分。脈拍42/分、整。血圧60/44mmHg。体幹は非常に冷たく腋窩では体温は測定できず、SpO₂値は測定不能である。

　　この傷病者への対応について適切なのはどれか。1つ選べ。

　　1．補助換気を行う。
　　2．濡れた衣服を取り除く。
　　3．セミファウラー位で搬送する。
　　4．積極的にエアウエイ挿入を行う。
　　5．覚醒を促すために頻回に刺激を与える。

[解答・解説]

　精神科クリニックからの処方薬を多量服用した、医薬品中毒の疑いの傷病者である。何もする気が起きないことを理由に受診しており、処方薬は抗うつ薬の可能性が高い。痙攣発作が生じていることから三環系や四環系の抗うつ薬が疑われる。三環系抗うつ薬であれば、心毒性が強く心室性不整脈による心停止の懸念があるため、モニター監視下の搬送が必要となる。

　過換気はアスピリン中毒などでみられる症状である。第三世代の抗うつ薬である SSRI（選択的セロトニン再取り込み阻害薬）による中毒では体温上昇がみられる。痙攣などは少ない。脳ヘルニアや神経原性ショックが生じる状況設定はない。〔テキスト第9版下巻 p. 1066〕　　**4**

　冬の冷たい雨が降るなか、酩酊し公園で入眠したことにより、測定できないほどの低体温に陥っている。JCS 二桁の意識障害で、徐呼吸、徐脈を呈している。高度の低体温症である。まずはさらなる低体温を防ぐために濡れた衣服を取り除くことを優先する。

　徐呼吸ではあるが、高度の低体温で代謝は低下しており、衣服の除去より優先してまで補助換気を行うほどではない。セミファウラー位で搬送する意味はない。低体温では心臓の易刺激性が高く致死性不整脈を生じやすい。そのため、エアウエイ挿入など、刺激になることを積極的に行うことは控える。気道確保が必要であればまず用手的気道確保を行う。覚醒を促すための頻回な刺激も、致死性不整脈の原因となり得る。〔テキスト第9版下巻 p. 1100-1103〕　　**2**

MEMO

41

午　　前

別　　　冊

No. 1 写真　　　（A 問題32）

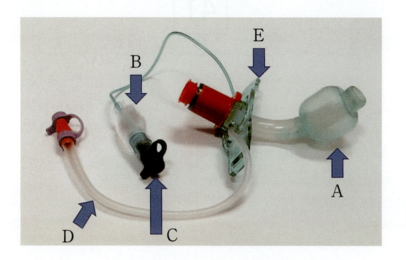

No. 2　心電図モニター波形　　　（A　問題39）

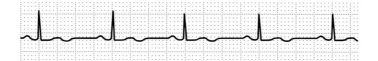

No. 3 図　　　（A 問題54）

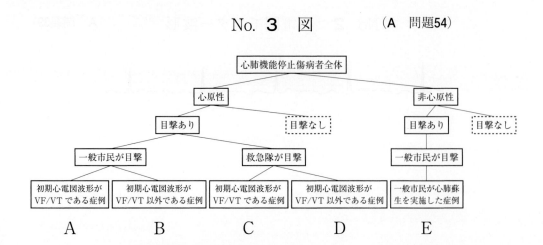

No. 4　心電図モニター波形　　　（A　問題71）

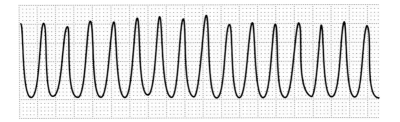

41

午　　後

別　　冊

No. 1 図　　　　（B 問題1）

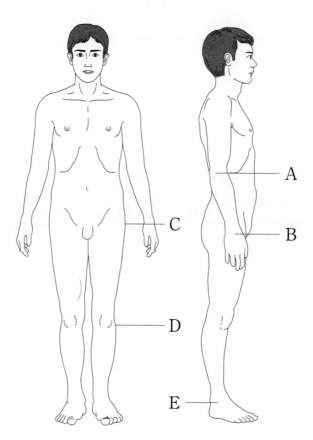

No. 2　心電図モニター波形　　　（B　問題11）

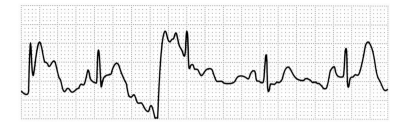

No. 3 写 真　　（C 問題2）

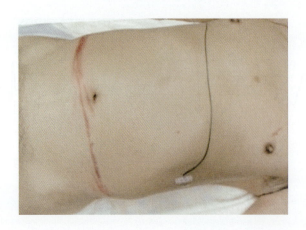

No. 4 図　　　（C 問題5）

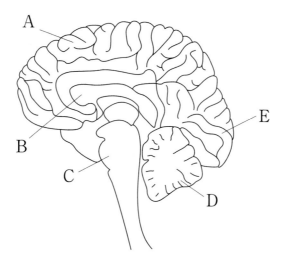

No. 5 カプノグラム　　　（D　問題7）

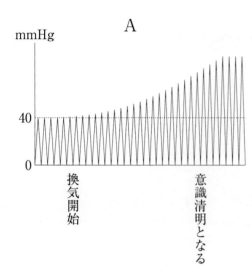

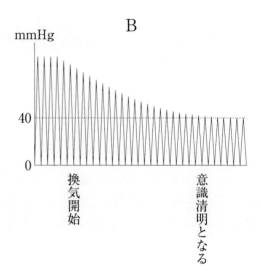

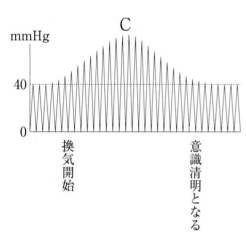

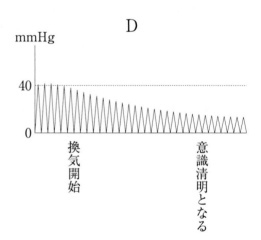

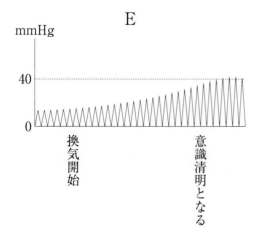

No. 6 写真　　（D 問題8）

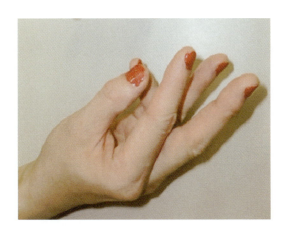

No. 7 心電図モニター波形　（D　問題 9）

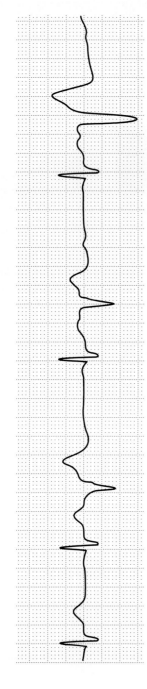

No. 8 心電図モニター波形　　　（D　問題15）

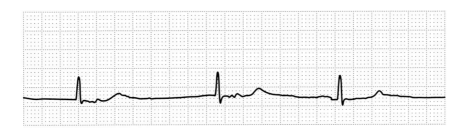

No. 9　心電図モニター波形　　　（D　問題25）

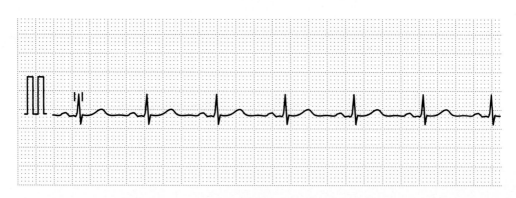

No. 10 写真　　　（D 問題38）

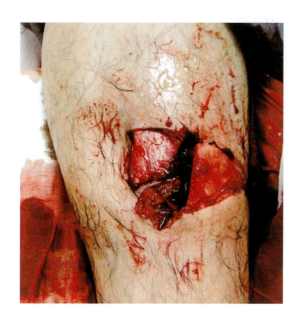

JCOPY 〈(社)出版者著作権管理機構 委託出版物〉

　本書の無断複写は著作権法上での例外を除き禁じられています。
複写される場合は，そのつど事前に，下記の許諾を得てください。
(社)出版者著作権管理機構
TEL.03-5244-5088　FAX.03-5244-5089　e-mail：info@jcopy.or.jp

第41回　救急救命士国家試験問題　解答・解説集

定価(本体価格1,600円＋税)

2018年 5 月31日	第 1 版第 1 刷発行
2018年12月25日	第 1 版第 2 刷発行
2020年 5 月15日	第 1 版第 3 刷発行

監　修　　山本　保博
発行者　　佐藤　枢
発行所　　株式会社　へるす出版
　　　　　〒164-0001　東京都中野区中野2-2-3
　　　　　☎ (03)3384-8035〈販売〉
　　　　　　 (03)3384-8155〈編集〉
　　　　　振替 00180-7-175971
　　　　　http://www.herusu-shuppan.co.jp
印刷所　　広研印刷株式会社

© Yasuhiro YAMAMOTO, 2018, Printed in Japan　　〈検印省略〉
落丁本，乱丁本はお取り替えいたします。
ISBN978-4-89269-947-4

救急隊員・救急救命士・医師のみならず
メディカルコントロールにかかわるすべての
皆様に必要な知識が詰まった1冊！

救急医療における
メディカルコントロール

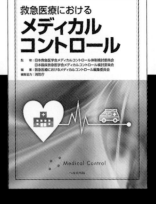

監修	日本救急医学会メディカルコントロール体制検討委員会
	日本臨床救急医学会メディカルコントロール検討委員会
編集	救急医療におけるメディカルコントロール編集委員会
編集協力	消防庁

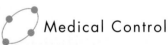

さらなるメディカルコントロール体制の拡充を目指して

2010年に発行された『病院前救護におけるメディカルコントロール』を
大幅にリニューアルし、タイトルも新たに新版として発行!!

第Ⅰ章／メディカルコントロール総論
①救急医療におけるメディカルコントロール
②救急医療体制の歴史
③救急医療に関連する法規
④消防機関と救急業務
⑤救急医療と医療機関
⑥医療関連行為とメディカルコントロール
⑦メディカルコントロールを運用する組織
⑧全国メディカルコントロール協議会連絡会の役割

第Ⅱ章／メディカルコントロールの管理統括業務
①メディカルコントロールを担う医師の育成
②地域における課題の抽出と分析
③診療情報の収集
④収集したデータに基づく検証と対策の具体例
⑤プロトコル
⑥救急救命士の養成と生涯教育
⑦通信指令業務に対するメディカルコントロール
⑧地域包括ケアシステムと救急医療
⑨メディカルコントロールを審議する会議体の運営
⑩メディカルコントロール活動を支える財源の確保
⑪災害時医療

第Ⅲ章／メディカルコントロールの実務
①オンラインによる指示，指導・助言の実施
②搬送先医療機関での評価とフィードバック
③救急活動記録票と診療情報の共有
④事後検証とフィードバック
⑤救急救命士などの病院実習
⑥病院間搬送とメディカルコントロールの関与

第Ⅳ章／消防機関におけるメディカルコントロール
①メディカルコントロールにかかる業務
　1）千葉市消防局の例
　2）札幌市消防局の例
　3）広島市消防局の例
　4）出雲市消防局の例
②指導救命士の業務
③通信指令員の教育と事後検証
　1）北九州市消防局の例
　2）熊本市消防局の例
④救急ワークステーションでの救急隊員教育
　1）【設置型】堺市救急ワークステーションの例
　2）【派遣型】うるま市救急ワークステーションの例
⑤ドクターヘリ・ドクターカー運用時のメディカル
コントロール
⑥安全管理
⑦感染対策
⑧メンタルヘルスケア
⑨紛争防止と訴訟対策

**第Ⅴ章／メディカルコントロールにかかわる
さまざまな取り組み**
①海上保安庁におけるメディカルコントロール体制
②自衛隊におけるメディカルコントロール体制
③自衛隊による広域搬送，災害派遣
④事態対処医療
⑤バイスタンダーとなる一般市民の支援・啓発
　1）バイスタンダーに対する口頭指導の工夫：
　　神戸市消防局の取り組み
　2）応急手当の普及：日本赤十字社の取り組み
　3）学校におけるBLS教育

定価（本体6,400円+税）A4判
ISBN978-4-89269-937-5

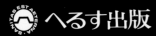 へるす出版

〒164-0001 東京都中野区中野 2-2-3　TEL 03-3384-8035　FAX 03-3380-8645
http://www.herusu-shuppan.co.jp